逆流性食道炎は自分で防ぐ！

東邦大学教授
島田英昭 監修

JN188070

池田書店

1章 「逆流性食道炎」って、どんな病気？

2章 生活を改善しましょう

3章 体を動かしてみましょう

4章 「検査」を受けましょう

5章

「治療」方法を知っておきましょう

これが「食道」だ！

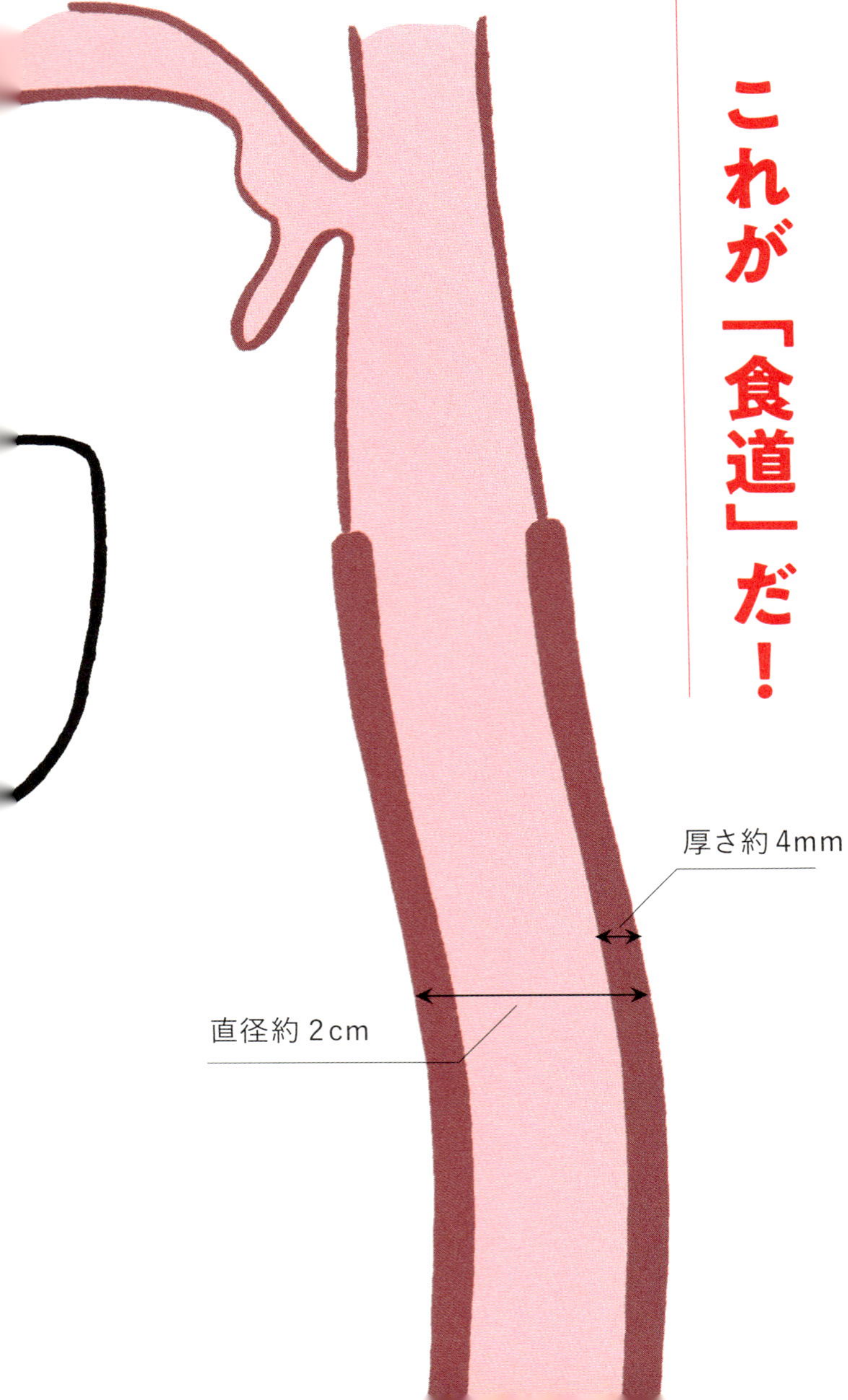

けっして丈夫な器管ではありません。
なのに、他の器官が経験しないような
熱いもの、冷たいもの……大きな「温度差」にさらされ、
辛いもの、酸っぱいもの……「すごい刺激」に耐え、
硬かろうと大きかろうと、
1日に約3キロ、1年で約1トンにもなる食べ物を
頑張って胃に運び続けている、
とっても健気な食べ物の通り道、
それが「食道」です。

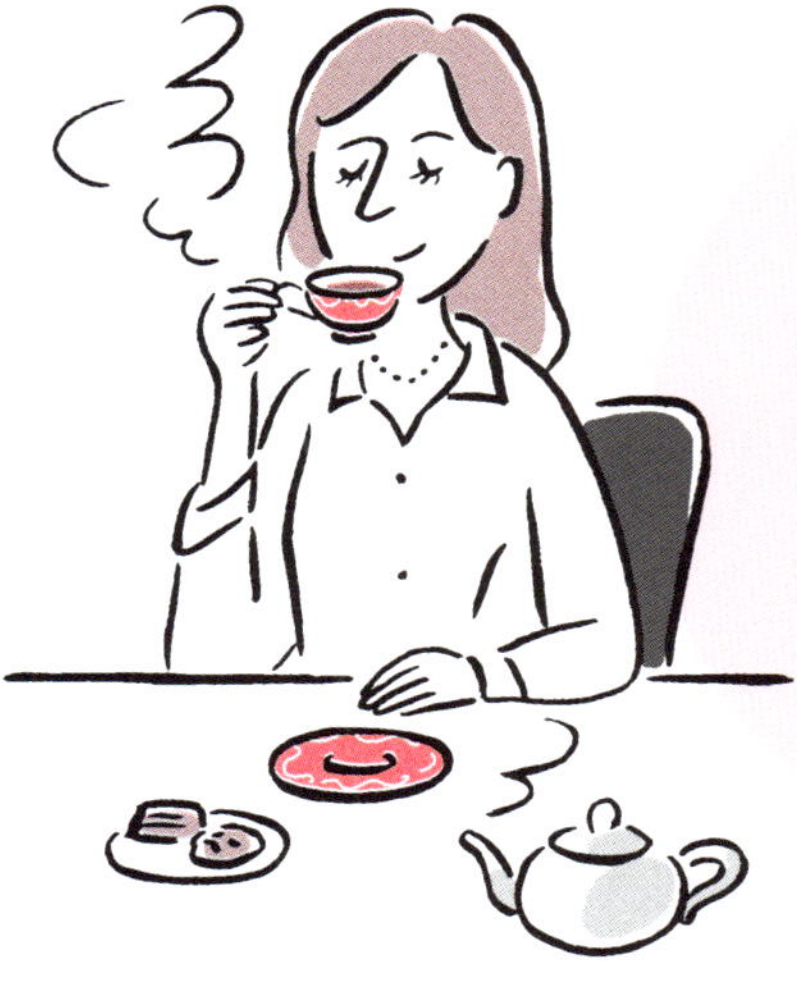

＼ こんな話も！ ／

イギリスの女性はフランスの女性に比べて「食道がん」がとても多いのですが、それは毎日熱々の紅茶を飲む習慣「アフタヌーンティー」のせいだと言われています。食道は熱いものに耐えられるほど丈夫な器官ではない、ということですね。

「新国民病」となった逆流性食道炎

この本を手に取ったあなたは、もしや「胸やけ」や「胃もたれ」にお悩みですか？　おそらく、「何か食べると、胃のあたりにイヤな感じがする」「何も食べる気がしない」など、胃や胸のあたりに何らかの不調を感じているからこそ、この本が気になったのでしょう。ＣＭでお馴染みの「飲み過ぎ食べ過ぎに効く胃腸薬」を手放せない方もいらっしゃるでしょう。

その不調は、もしかすると**胃液や食べたものが、胃から食道に逆流している**ことからきている可能性があります。

私たちが口から食べたものは、食道、胃、大腸、十二指腸など、いろいろな臓器を通過しながら、栄養となって体のあちこちに送られ、栄養にならなかった余分なものは排泄されていきます。これが通常の「順路」です。ところが、この順路に逆らって、胃液や食べたものが「逆流」することがあるのです。

もっとも、胃液、胆汁、膵液《すいえき》は、消化管（口から肛門まで通る管）の中で逆流するもので、胃液が食道へ逆流するのも、それほど不自然なことではありません。

ただ、困ったことに**胃液の逆流は病気を引き起こすことがある**のです。

胃液に含まれる胃酸の酸度はとても強く、だからこそ食べ物を消化できるのですが、その酸に耐えられる粘膜を持った「胃」と違い、「食道」の粘膜は酸の強さに耐えきれず、**炎症が起きる**のです。

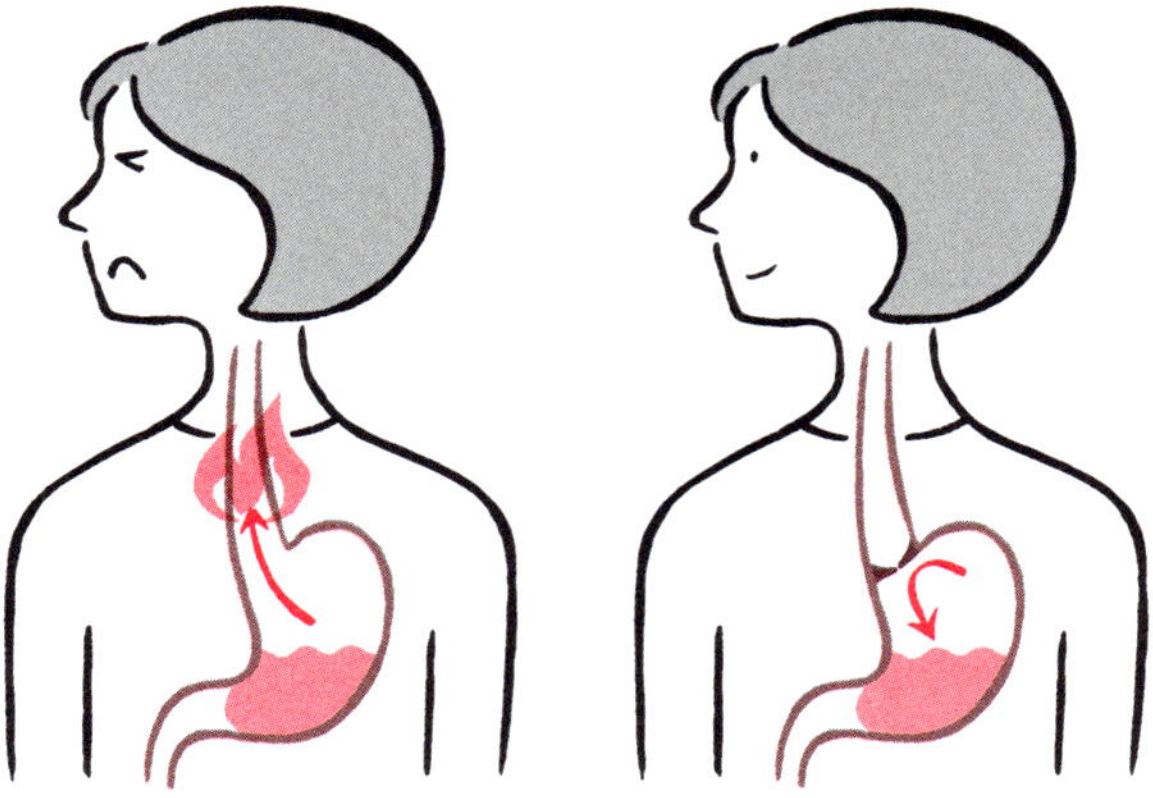

胃液が逆流して
食道に炎症が起きた人

健康な人

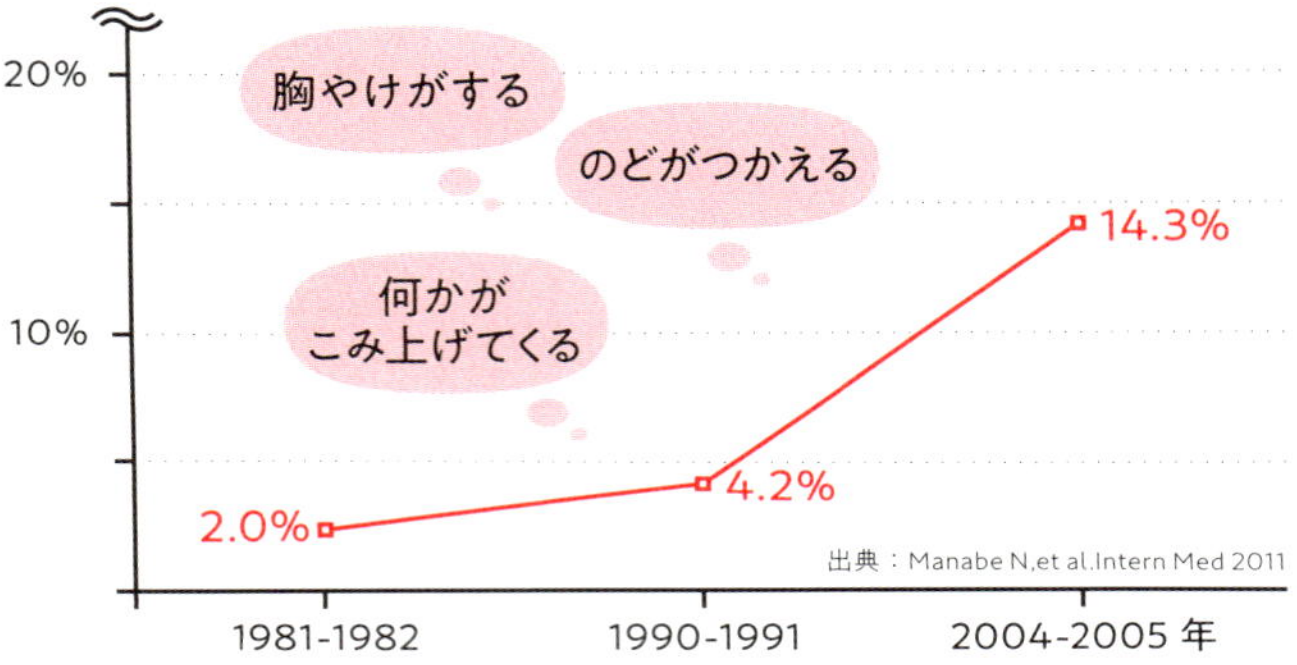

「**逆流性食道炎**」という言葉が初めてマスコミに登場したのは1988年です。90年代になると何度も取り上げられ、「以前は胃の手術をした人に見られたが、そうでない人にも広がっている」と報じられました。当時の患者の多くは50歳以上、ほとんどは60～70代でした。

ところが、最近は若い人もよく発症するようになりました。1980年代には数パーセントしかいなかったのに、90年代後半から増加したのです。いろいろな統計がありますが、今や日本人の5～10人に1人がかかっていると推定されており、「**新国民病**」とまで呼ばれています。「3人に1人が悩んでいる」という説さえあります。

増加している背景には、日本人全体に見られる「ピロリ菌の減少」「ストレスの増加」「高齢者の増加」「内臓脂肪の増大」などの変化があります。詳しくは本文で解説しましょう。

こんな自覚症状はありますか？

- □みぞおち付近に不快感がある
- □何かがこみ上げてくる
- □のどがつかえる感じがする

一つでも心当たりがありますか？
あれば、その症状は次に当てはまりますか？

- □その症状は**食べ過ぎたときに増す**
- □その症状は**脂肪の多い食事をとったときに増す**
- □その症状は**香辛料のきいた食事をとったときに増す**
- □その症状は**横になるか、前かがみになると増す**
- □その症状は**物を持ち上げる力仕事をすると増す**

もしも一つでも当てはまれば、ぜひ本文を読んでください。

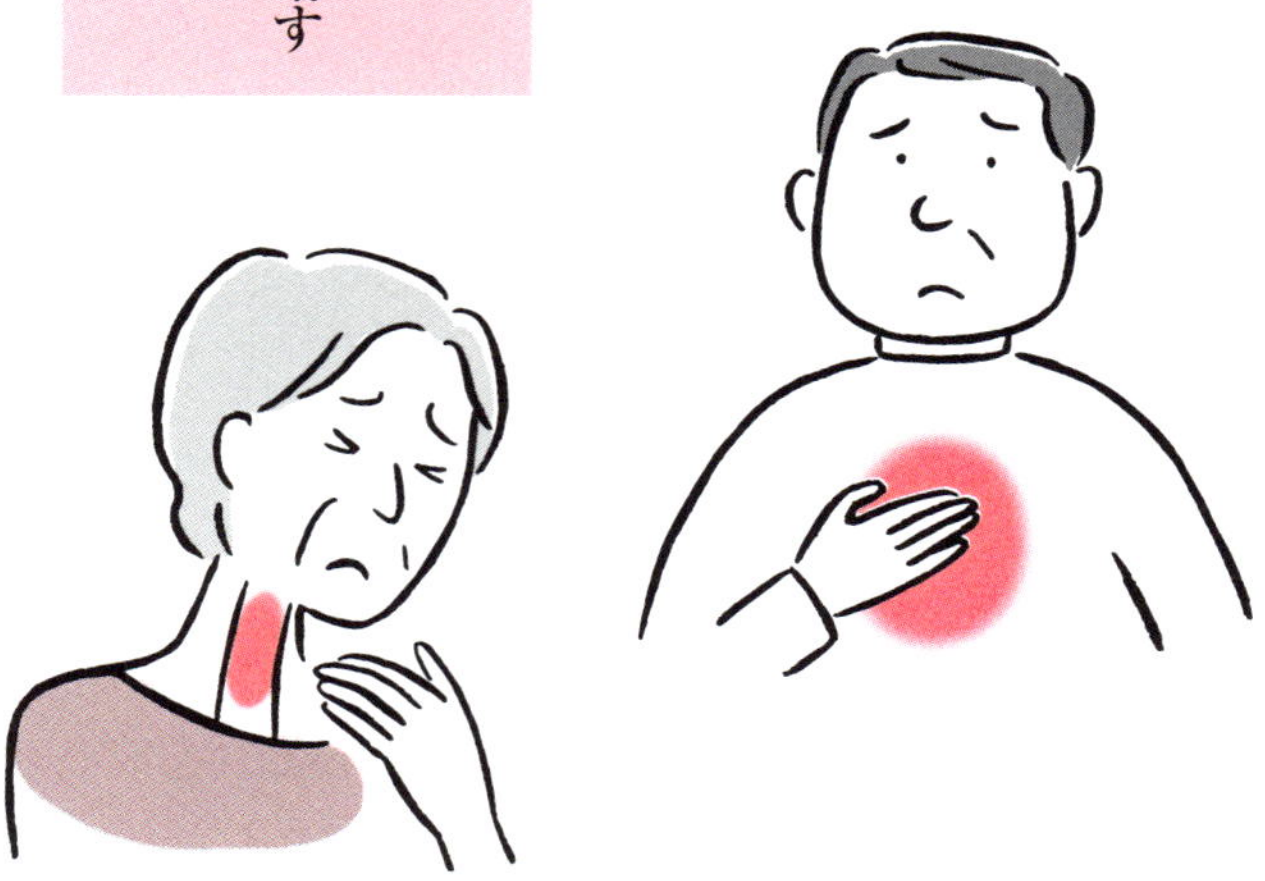

どんな病気にも言えることですが、自覚症状があるとすれば、病気はある程度進んでいると考えられます。

命に関わるような病気ではありませんが「おいしく食事ができない」「快適に眠れない」ことなどからストレスにもつながり、日常生活に支障をきたします。また、患者のうち**３パーセントはかなり重症と言われ、ごくまれですが「がん」を併発することもある**ため、放置してはいけない病気の一つです。

とはいえ、あまり心配することはありません。飲み薬による治療と、日常生活の改善で、ほとんどの場合は軽快するからです。ごく軽症であれば、日常生活の改善だけで症状が収まることも少なくありません。

本書は、すでに逆流性食道炎になってしまった方はもちろん、「いつか逆流性食道炎になるのでは」と不安を抱えている予備軍の方にも、大いに役立つヒントになるでしょう。逆流性食道炎でつらい思いをしている方、ひょっとしたら自分が予備軍ではないかと案じている方のお役に立てれば幸いです。

1章　「逆流性食道炎」って、どんな病気？

逆流性食道炎の「症状」はさまざま
こんな症状も……

「四大症状」でも感じ方は人それぞれ

逆流性食道炎になると、いったいどのような**自覚症状**が生じるのでしょうか。実はさまざまな症状があり、個人差が大きいのです。「三大症状」は、胸やけ、呑酸《どんさん》、つかえ感です。これに、胸痛を加えて「四大症状」と呼ぶこともあります。

「**胸やけ**」という言葉はよく聞きますね。ところが、この言葉の理解は人によってかなり違います。「胸」という言葉から誤解されるのですが、実際には「みぞおち」あたりに起きる症状です。食後、特に脂っこいものや辛いものを食べた後や、お酒を飲んだ後に、たいていは下から上に向かって胸が熱くなり、胸の真ん中の、胸骨の裏側あたりがチリチリと焼ける感じがします。「強い痛み」「違和感」「不快感」をともない、針で刺されたようにチクチク痛むこともあります。

呑酸は、胃液が口やのどにまで逆流してくることです。この病気に特有の症状で、他の病気ではほとんど起きません。口の中にまで上がってきて「酸っぱい」と感じる人もいますが、「熱い痰《たん》のようなものが、のどにからまる感覚」「何かが染みる感じ」と言う人もいます。のどの奥が焼けるような感覚になり、何回も唾を飲み込んだり水を飲んだりして、症状が消えるまで不快感が続くこともあります。

つかえ感とは何かがのどにつかえるような感じで、正式には「嚥下《えんげ》困難」と呼びます。嚥下とは「飲み下す」という意味です。「少しつかえる感じがする」という軽いレベルから、「食べ物がのどを通らない」という重いレベルまであります。のどに不快感・違和感があるので、咳払いをしがちです。

「胸が締めつけられるように痛い」と感じるのは**胸痛**です。これは実際に食道が締めつけられることで生じます。心臓の病気が原因ではない胸痛を**非心臓性胸痛**と呼びますが、逆流性食道炎ではこの非心臓性胸痛がよく起こります。

逆流性食道炎の四大症状

胸やけ　胸が熱い／痛い

「下から上に向かって胸が熱くなる」「胸の真ん中あたりがチリチリ焼ける感じ」「針で刺されたように痛む」など

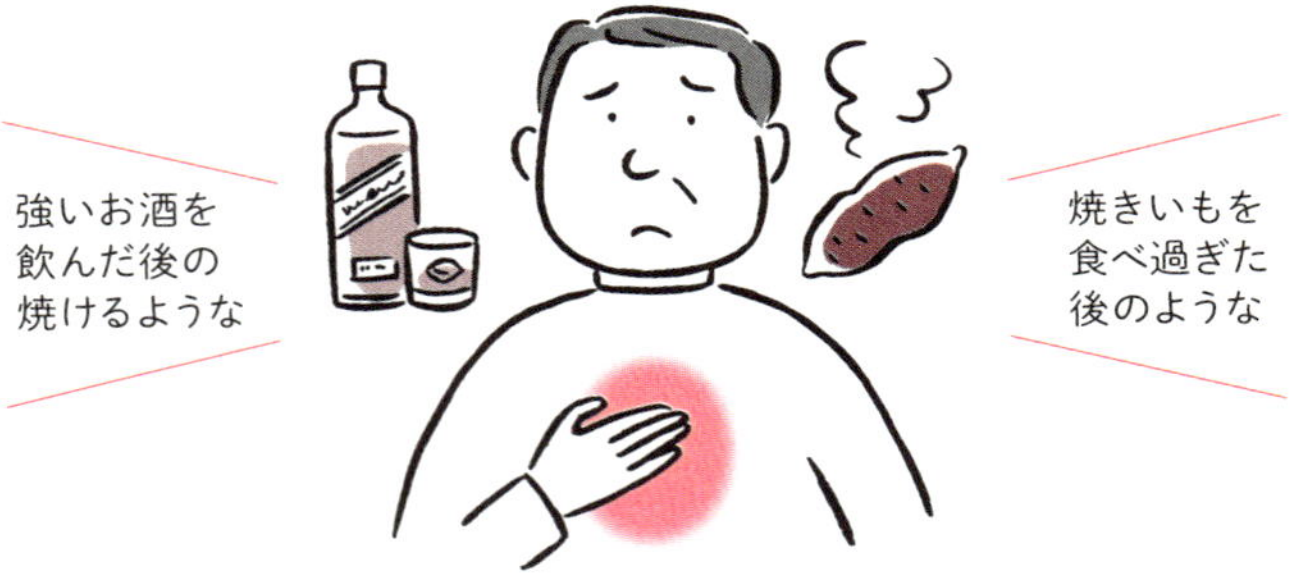
強いお酒を飲んだ後の焼けるような
焼きいもを食べ過ぎた後のような

呑酸　胃から何かがこみ上げてくる

「苦いような何かが上がってくる」「痰が詰まった感じ」など

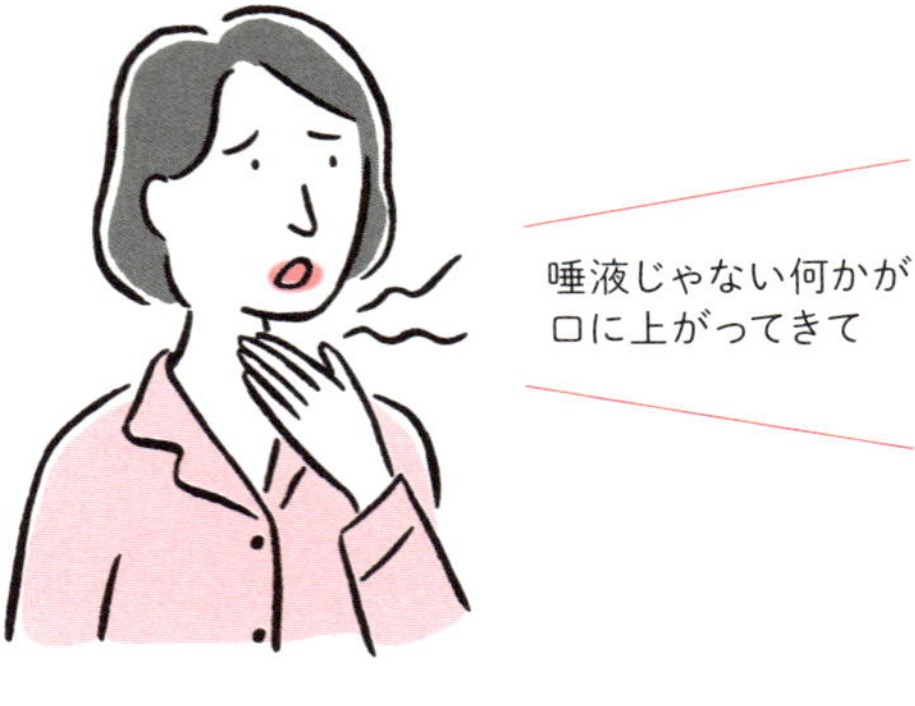
唾液じゃない何かが口に上がってきて

つかえ感 食べ物がのどにつかえる感じ

「少しつかえる感じがする」から「食べ物がのどを通らない」まで

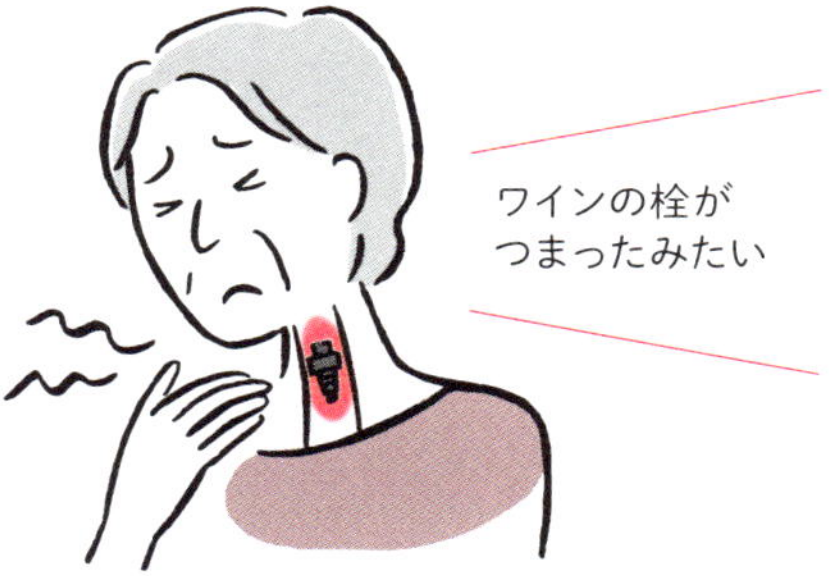
ワインの栓が
つまったみたい

胸痛 胸が締めつけられる

「背中から胸にかけて締めつけられるように痛い」「焼け火箸をつっこまれるよう」など

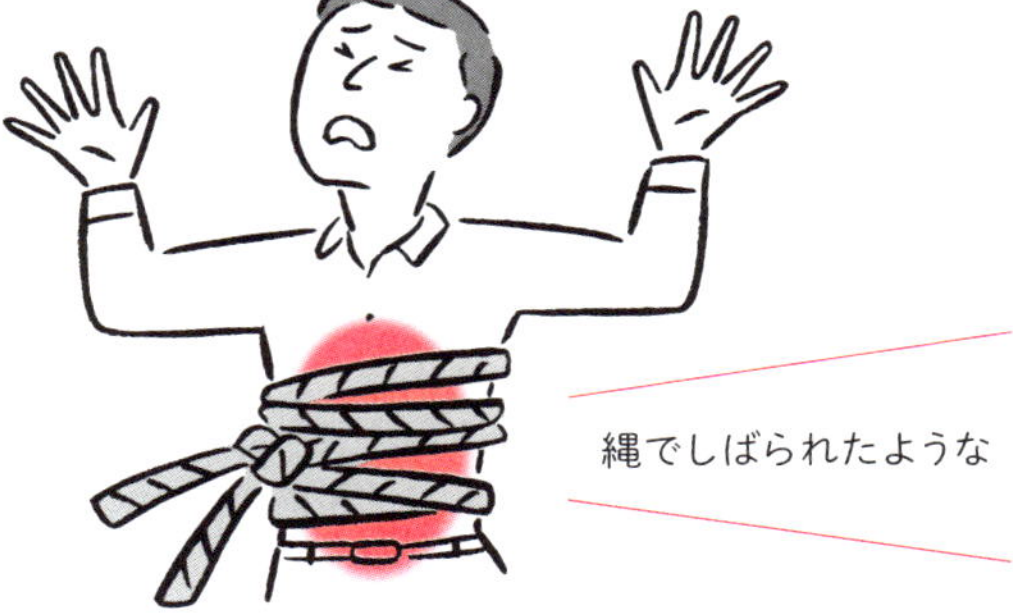
縄でしばられたような

こんな症状も珍しくない

頻繁に「ゲップ」が出る

ゲップは胃の中にたまったガスや空気が、食道を通って口から排出される生理現象です。もし、何も食べていないときにもゲップを繰り返すのであれば、逆流性食道炎かもしれません。ゲップをすると、酸っぱい胃液がこみ上げてくることもあります。

といっても、ゲップ自体が必ずしも病気を示すわけではありません。「呑気症《どんきしょう》」といって、食べ物と一緒に空気を大量に飲み込んでしまい、それがお腹にたまることでゲップが出る場合もあります。

「食道以外のところ」に症状が出る

慢性の咳（咳嗽《がいそう》）や**喘息《ぜんそく》**など、呼吸器の症状が出ることもありま

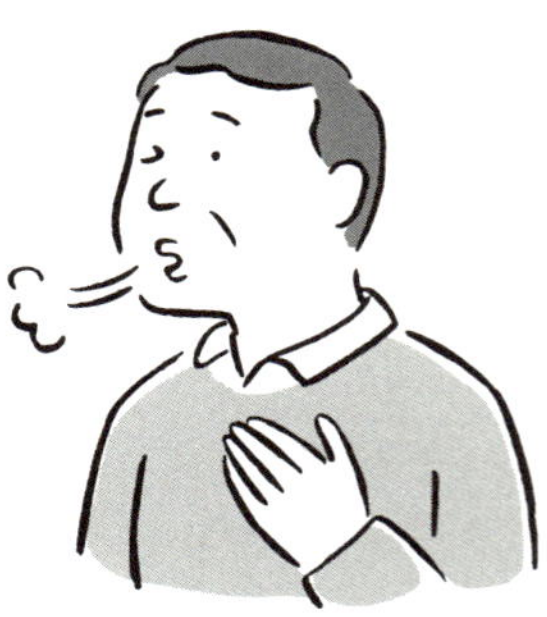

す。特に夜間にひどい咳が出る人はとても多く、そのせいで**睡眠障害**になる人もいます。

「**吐き気**がする」「**声がかすれる**」と訴える人もいます。**胃もたれ**を感じる人もいます。

口の中にまで頻繁に逆流してくると、歯の裏側から**虫歯**になる人もいます。また、ごくまれですが、鼻や耳に症状が出ることもあります。

これらの症状はみな、食道以外の場所で起きることです。なかには**四大症状は現れず、食道以外の症状だけが出る人も**います。

自分の逆流性食道炎に気づかない人がいる!?

驚くかもしれませんが、「まったく自覚症状がなく、他の病気の検査で逆流性食道炎だと判明した人」がたくさんいます。実は、食道に炎症が起きているにもかかわらず、典型的な自覚症状がない人は多いのです。

まったく自覚がなかったのに、治療を受けると「前よりも快適になった」と感じるとか。実は軽い不調を感じていたのに「そういうものだ」と思い込んでいて、病気の症状だとは思っていなかったのですね。少しぐらいの胃もたれは普通のことだと思い、市販の胃腸薬を飲んですませる人も多いようです。

「逆流性食道炎」と「胃食道逆流症」って同じもの？

「胃食道逆流症」の二つのタイプ

さて、ここまでずっと「逆流性食道炎」という言葉を使ってきました。でも、もしかすると、どこかで「**胃食道逆流症**」という言葉を目にしたことがあるかもしれません。この二つは同じものなのでしょうか？

実は「胃食道逆流症」とは、胃液や食べたものが胃から食道に**逆流して起きる病気の総称**です。そして胃食道逆流症は、食道に炎症が起きるタイプと起きないタイプ、症状が出る場合と出ない場合と、幾つかに分類することができるのです。

「逆流性食道炎」も胃食道逆流症の一つです。読んで字のごとく、胃液が逆流して、食道に炎症が起きる病気で、正式には「びらん性胃食道逆流症（びらん性GERD《ガード》）」と言います。「びらん」とは、「ただれ」という意味です。

ところが、胸やけなどの逆流性食道炎と思われる症状があっても、内視鏡で検査すると、6〜7割の人の食道には炎症が認められません。内視鏡で明らかな炎症が認められなければ、たとえ症状があっても、正式には「逆流性食道炎」とは言いません。

症状はあるのに炎症が認められないこのタイプは、「非びらん性胃食道逆流症（非びらん性GERD）」と呼ばれます。

つまり、胃液の逆流で起きる病気として「胃食道逆流症」があり、それには、「炎症が認められる〝逆流性食道炎〟」と、「炎症が認められない〝非びらん性胃食道逆流症〟」があるということです。

ただし、**診療の現場では、炎症の有無に関わらず、わかりやすく「逆流性食道炎」という言葉でひとくくりにして患者に説明する医師もいます。**

胃食道逆流症（GERD）

3〜4割
炎症が認められる

6〜7割
炎症が認められない
（症状だけがある）

逆流性食道炎（びらん性 GERD）		非びらん性胃食道逆流症（非びらん性 GERD）
高齢者に多い 男性に多い 肥満者に多い 喫煙者に多い	特徴	女性に多い 体重の軽い人が多い
多い	ヘルニア合併 （38ページ）	少ない
効きやすい	薬 （166ページ）	効きにくい

※本書でも、ここからは「びらん性胃食道逆流症」を「逆流性食道炎」と記し、「非びらん性胃食道逆流症」とは区別して解説していきます。両方を指すときには「胃食道逆流症」と記します。

専門家は使わない!?
「逆流性食道炎」という言葉

実は、医師の間で「逆流性食道炎」という言葉が使われることはほとんどありません。一般に浸透しているので患者向けには使う医師が多いのですが、正式の病名としては使われなくなったからです。

現在、医師はこの病気を「GERD（ガード）*1」と呼びます。

GERDは、「GER*2」によって引き起こされる「食道の炎症（＝食道粘膜障害）」と「症状」のどちらかがある、または両方がある病気です。

症状だけがある非びらん性胃食道逆流症（非びらん性GERD）は、「NERD（ナード）＝non-erosive reflux disease」とも呼ばれます。

＊1 GERD（gastroesophageal reflux disease）
胃食道逆流症

「胃食道逆流（GER）」によって引き起こされる、食道粘膜障害と症状のどちらかがある、または両方がある病気。

＊2 GER（gastroesophageal reflux）胃食道逆流

胃の内容物が食道へ逆流すること。「酸のGER」と「酸以外（弱酸、非酸）のGER」の二つに分類できる。

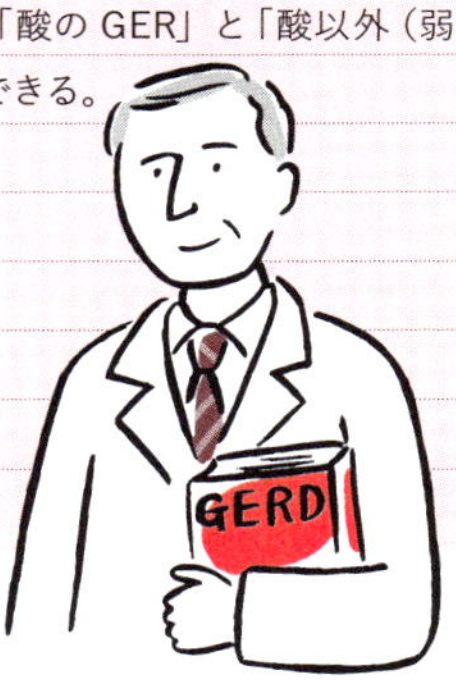

実はよくわかっていない「非びらん性胃食道逆流症」

残念ながら、胃食道逆流症の研究はまだ途上にあり、わかっていないことが少なくありません。

非びらん性胃食道逆流症は「逆流性食道炎の軽症」であるという見方もありますが、一方で「酸以外（胆汁や膵液などの弱酸、非酸）の逆流が症状を引き起こしている別の病気」だという考え方もあります。

実際、非びらん性胃食道逆流症と診断されるのは、

①逆流性食道炎と同じように、食道が異常に酸にさらされている状態、

②異常に酸にさらされているわけではないが、「食道の感受性」が増していて、
少しの酸や非酸の逆流によって症状が現れている状態、

③胃食道逆流（ＧＥＲ）とは無関係に症状が出る**機能性胸やけ**と称される状態、

の三つが混在しています。

「機能性胸やけ」と「非びらん性胃食道逆流症」の微妙な関係

「機能性胸やけ」は消化管の障害の一つで、従来は「非びらん性胃食道逆流症」とひとくくりに扱われてきました。近年、診断機器の進歩によって、逆流が関わる「非びらん性胃食道逆流症」「逆流性知覚過敏」と、逆流が関わらない「機能性胸やけ」が区別されるようになりました。

機能性胸やけには圧や化学的な刺激に対する知覚過敏などが関係し、不眠、ストレス、不安など、心理的な因子が関わっているとされています。

症状は逆流性食道炎と同じですが、治療には胃食道逆流症の薬ではなく、抗うつ薬や抗不安薬などが用いられます。

「胃食道逆流症」を分類してみると…

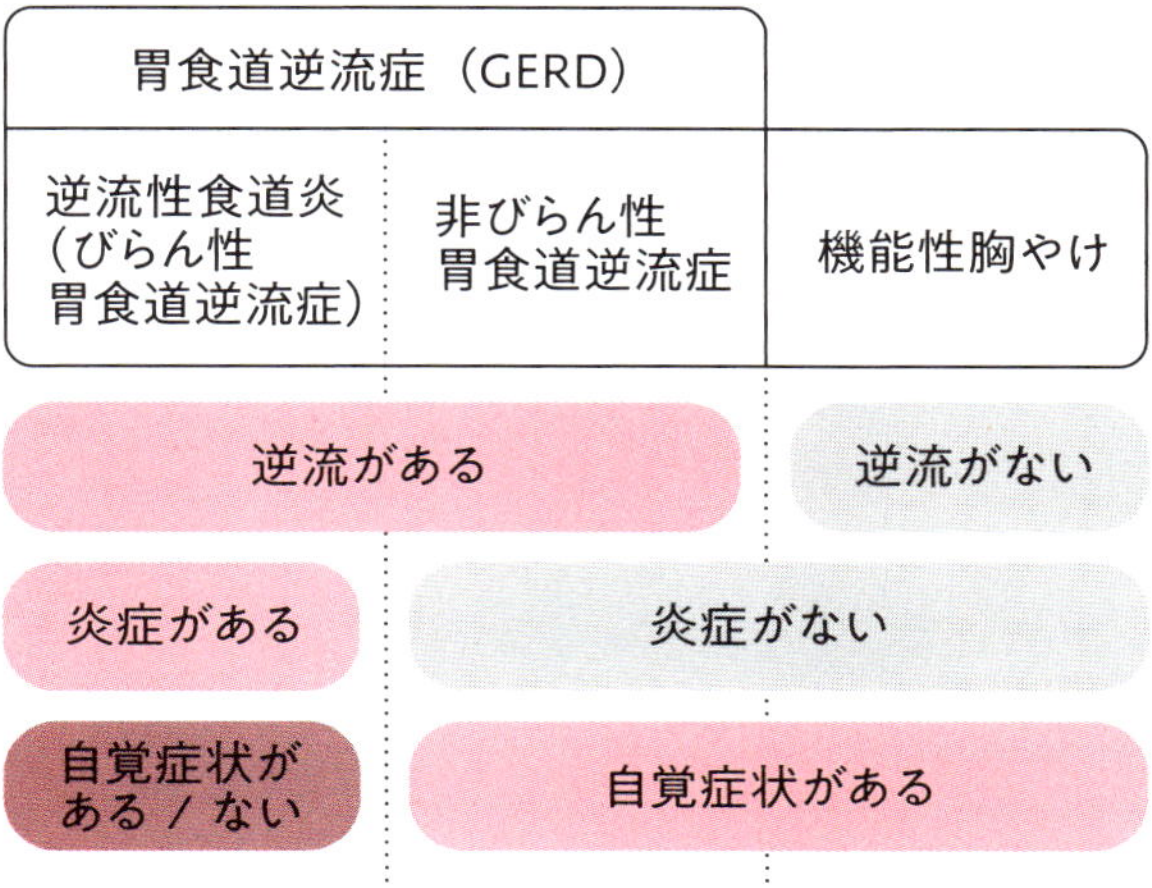

どうして発症するの？①

まず、「胃」と「食道」の仕組みを知ろう

「食道」は食べ物の通り道

食道は、のどから胃の入り口までをつなぐ約25センチの管です。壁《へき》の厚さが約4ミリ、直径は約2センチですが、食べたり飲んだりしていないときには平たくつぶれています。

食道の上部と下部には、**括約筋**《かつやく》という筋肉があります。「括《く》る」という字のとおり、収縮して器官を閉じる作用があります。何かを飲み込むと、上部、続いて下部の括約筋が開きます。

食道の大部分は胸部にありますが、上約5センチは首（咽頭の真下）に、下約2センチは腹腔（横隔膜の真下）にあります。体の深い部分にあり、胸の上のほうでは気管と背骨の間に、下のほうでは心臓、大動脈、肺、肝臓などに囲まれています。

食道はこんな場所にある

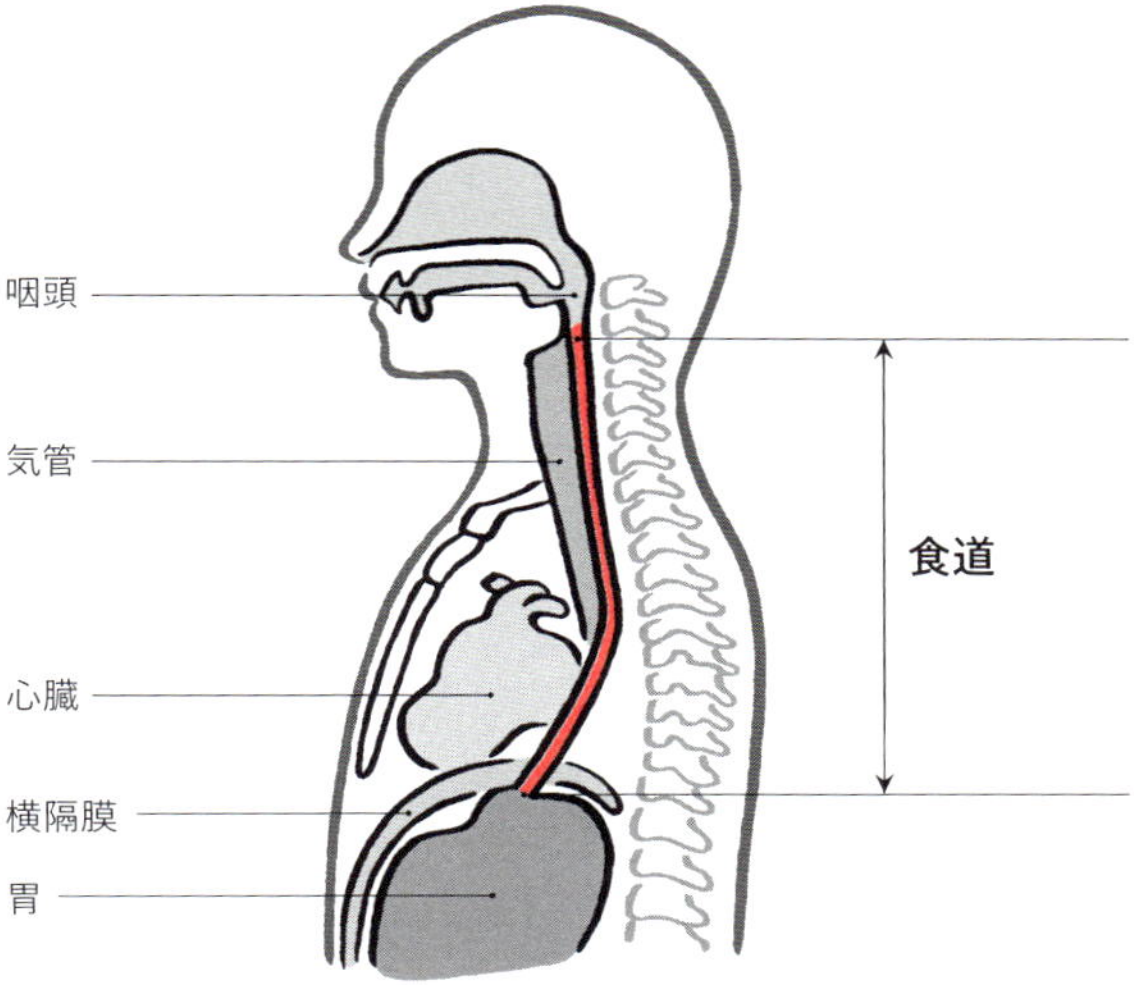

胃と食道の境はこうなっている

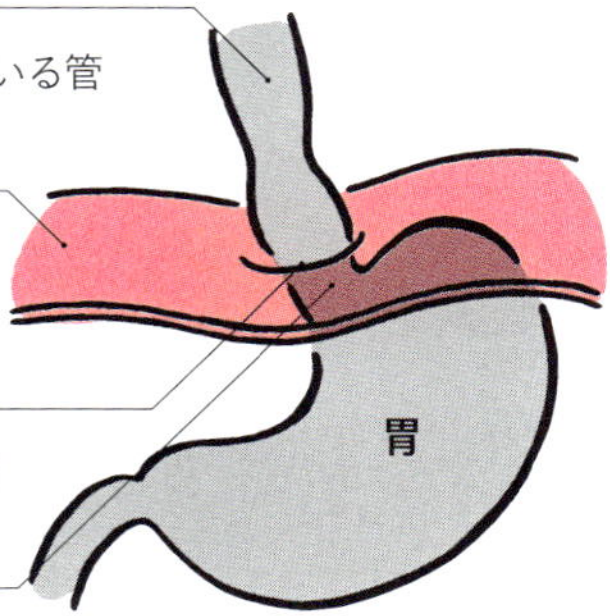

食道

横隔膜を突き抜けて、胃につながっている管

横隔膜

胸と腹の境目にあって、食道を支えている膜

食道裂孔《れっこう》

横隔膜にある、食道が通っている隙間

噴門

食道と胃の境界、ここの筋肉が「下部食道括約筋」

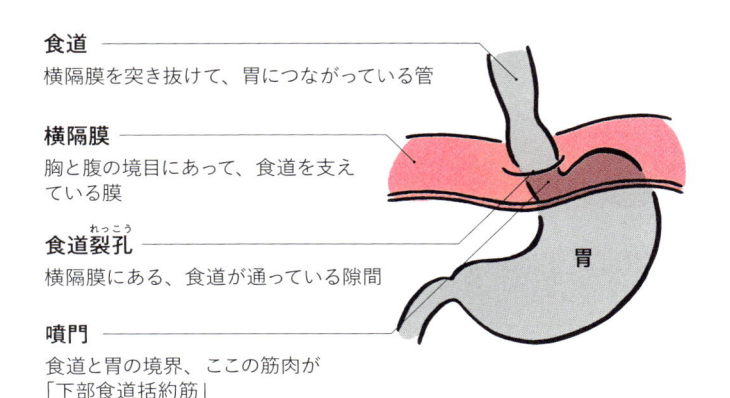

食道はふくらみ、そして縮み、それが下に伝播していくことで、食べ物は5～6秒で胃に運ばれます。この食道の動きを、「蠕動《ぜんどう》運動」と呼びます。

ちなみに、飲み物なら1秒で食道を通過しますが、これは蠕動運動ではなく、重力によるものです。

word

下部食道括約筋《かぶしょくどうかつやくきん》

食道の下部にある括約筋。食道裂孔の1～2cm上から胃まで続く、食道が厚くなった部分。通常は、食べ物が通過するとき以外は閉じていて、胃液の逆流を防いでいる。LES（Lower Esophageal Sphincter）とも呼ばれる。

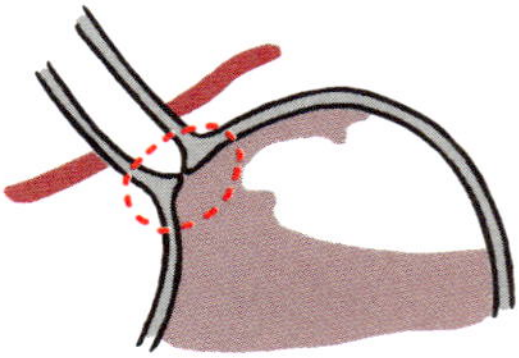
【閉じているとき】

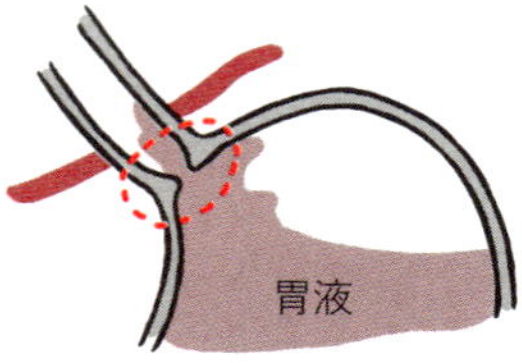

【開いているとき】

「食べ物」はこうして胃まで運ばれる

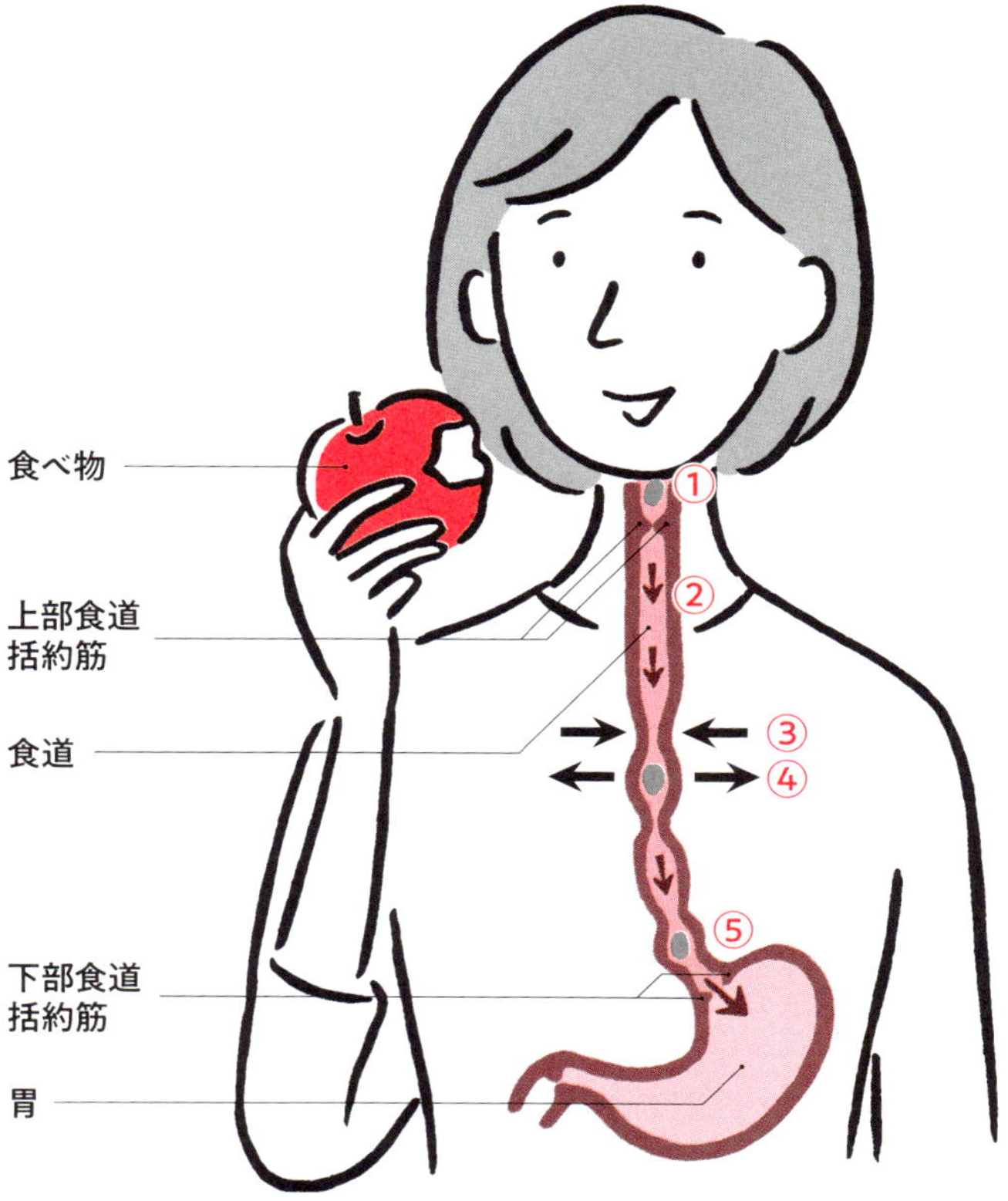

①上部の括約筋が開いて食べ物を通す
②蠕動運動で下に運ばれる
③食べ物が来ないときは細くなっている
④食べ物が来るとゆるむ
⑤下部の括約筋が開いて食べ物を通す

「胃」の役割は食べ物を消化すること

胃は食べ物を一時的にためて消化する臓器です。空腹時には細長くしぼんでいますが、食べ物が運ばれてくると胃壁《いへき》が伸びて、満腹のときには1・5〜2・5リットルもの容量になります。**胃壁の表面には「上皮」があり、胃壁を保護しながら消化をスムーズにする「粘液」を分泌**しています。

食べ物が運ばれた胃の中では「胃液」が分泌されて、食べ物を消化し始めます。胃液は1回の食事で0・5〜0・7リットル分泌され、1日では1・5〜2・5リットルもの量になります。胃液は実際に食べ物が入ったときだけに分泌されるのではなく、おいしそうなものを見たり匂いを嗅いだりしたときにも分泌されます。

胃液には「胃酸」や「消化酵素」などが含まれてい

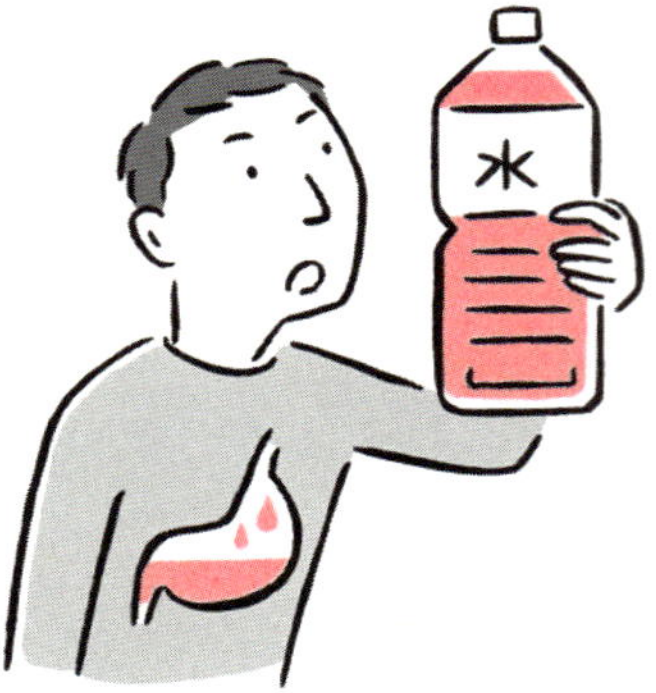

「胃酸」は1日でこんなに出る！

ます。胃酸の主な成分は塩酸です。酸度がとても強いので、胃の中を雑菌から守り、食べ物の腐敗を防止することができます。

食べ物は、胃液によって消化され、胃の蠕動運動によってミキサーにかけられたように混ぜられて、おかゆのような状態になって腸に送り出されていきます。

胃液の逆流と停滞で、食道に炎症が起こる

食道は胃と違って、胃酸の強さに耐えることができません。ですから、胃液の逆流や停滞が繰り返されて食道が胃酸にさらされ続けると、食道の粘膜に傷がついて炎症が起きてしまいます。

つまり逆流性食道炎の炎症は、食道が過剰に酸にさらされていることが原因で起きるのです。さらされている時間が長くなればなるほど、炎症は重症になります。

食道の粘膜に炎症が起きると、腫《は》れて赤くなり、さまざまな症状が現れます。そうなると食道の機能は低下し、さらなる胃液の逆流を促すという悪循環に陥ります。

たくさんある、胃液の逆流を防ぐメカニズム

体内では、そのような事態にならないように、逆流を防ぐメカニズムがいくつも働いています。

①食道の蠕動運動

食道の蠕動運動は、食べたものだけでなく、逆流してきたものも胃に排出します。これによって胃液のほとんどは食道から胃の中に送り返され、少し食道に残った胃酸は飲み込んだ唾液《だえき》で中和されます。

②下部食道括約筋

食道の上部と下部にある括約筋は、食べ物が通るとき以外は閉じています。食道と胃の境にある下部食道括約筋（噴門）が閉じていれば、胃液は逆流しません。

③食道裂孔が締まる作用

「食道裂孔」は横隔膜にあいている隙間で、食道はその隙間を通っています。その食道裂孔もまた、下から逆流してこないように食道を締めています。

④食道と胃の接合部の角度

食道と胃の接合部が鋭角になっていることで、まるで弁のように働いて、逆流しにくくしています。しかも、ここが左側に押す運動を繰り返すことで、食道が締められています。

こんなにある逆流を防止する機能

① 食道の蠕動運動
② 下部食道括約筋が閉じる
③ 食道裂孔が締まる
④ ここが鋭角になっている

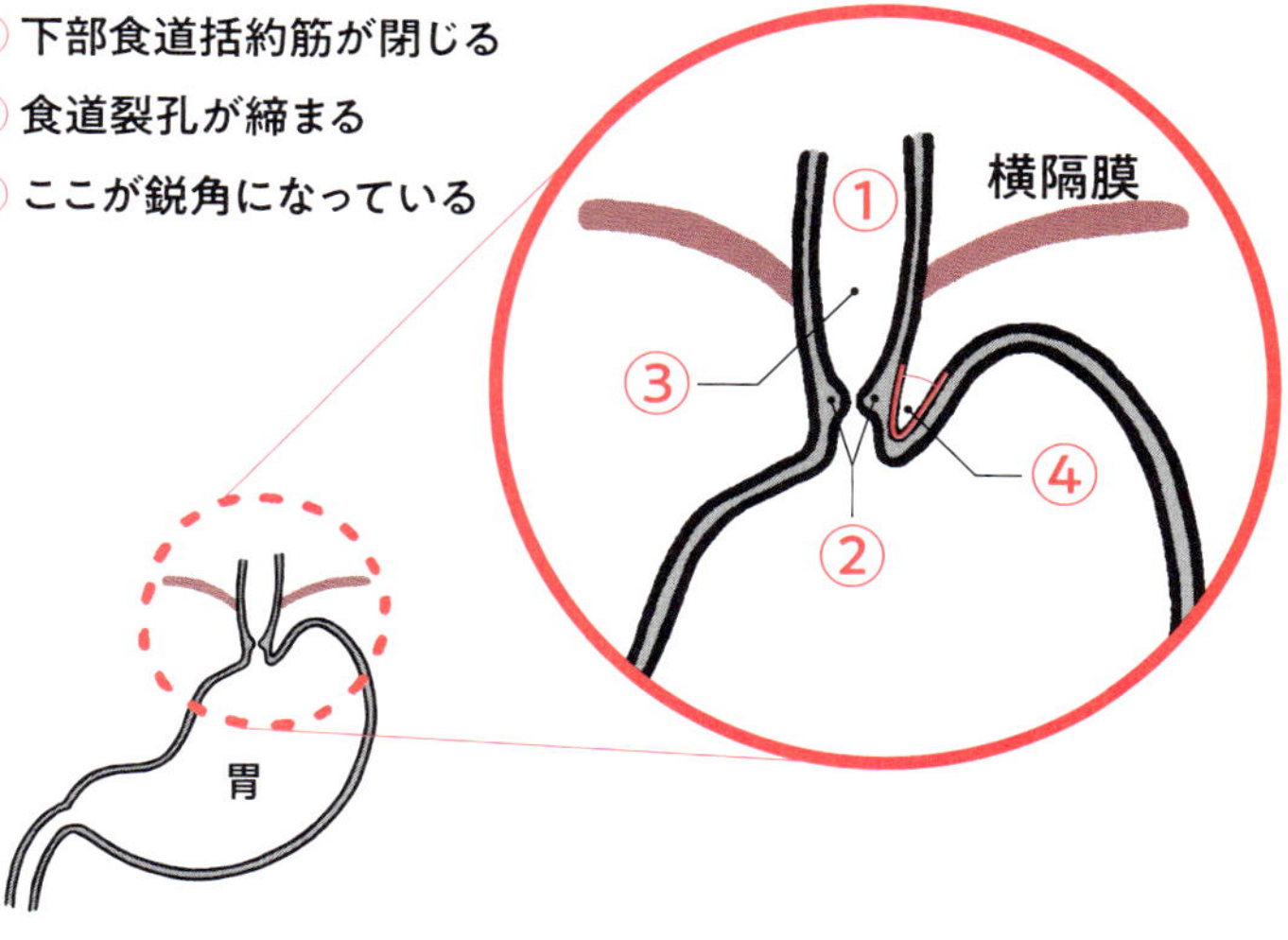

どうして発症するの？②

発症する原因は一つじゃない

食道にも胃にも逆流を防ぐメカニズムが備わっているにもかかわらず、なぜ逆流が起きるのでしょうか。また、食道が酸にさらされると、なぜ炎症が起きるのでしょうか。主に、次のような原因があります。

胃液の「強い酸度」

胃液が炎症の原因になってしまうのは、「強い酸」を含んでいるからです。数値で表すとpH（ペーハー）1〜1.5で、レモンやお酢よりも強い酸性です。

胃は胃壁から分泌される粘液によって守られているため、このような強い酸にさらされていても炎症を起こすことはありません。けれども食道にはそのような粘液がないため、胃酸にさらされると炎症を起こしてしまうのです。

「胃酸の分泌量」の増加

高脂肪・高タンパク・高カロリーの食事は、胃酸の分泌を増やします。これらは従来の和食にはなかった要素ですが、食の欧米化が進んだことで、日本人の胃酸の分泌量が増えてきました。

カフェインやアルコールも胃酸を増やします。

食べ過ぎや炭酸飲料の飲み過ぎによって**胃が膨満するのも、胃酸が増える一因**です。

さらに、ピロリ菌47ページの感染者が減ったために、慢性萎縮性胃炎も減り、胃酸分泌の活発な人が増えています。

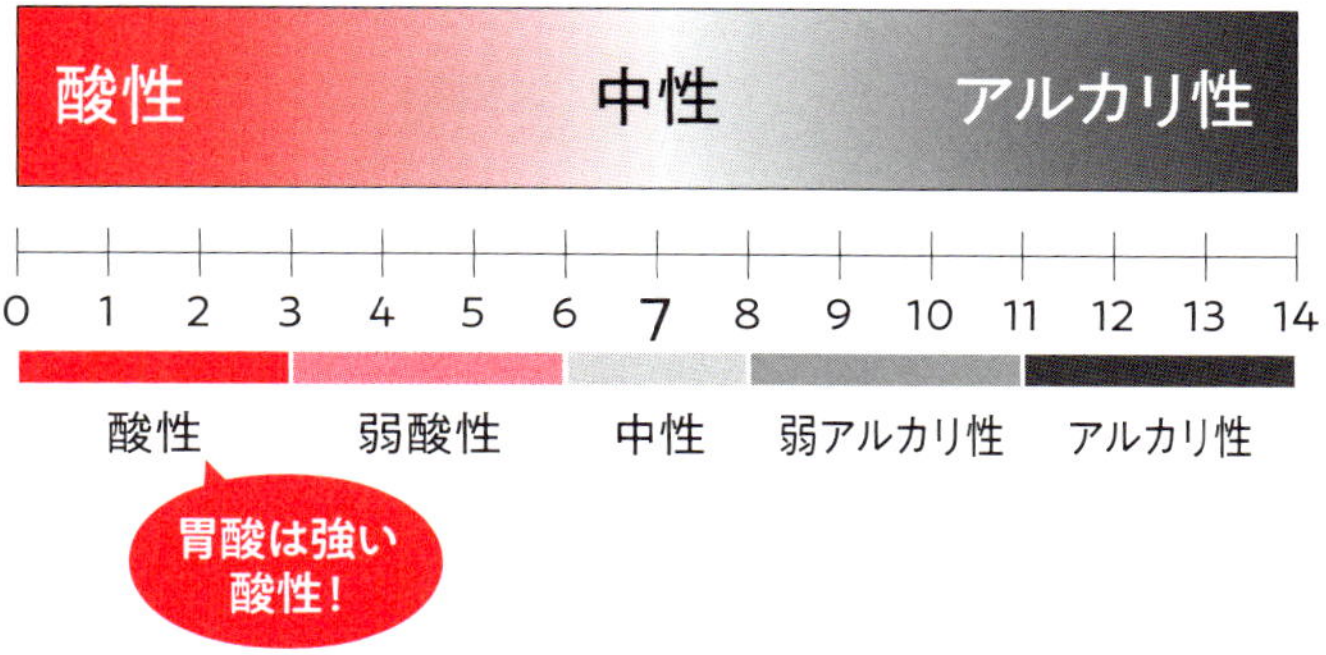

下部食道括約筋の「ゆるみ」

合理的に造られた体内のメカニズムも、加齢などで衰えてくると、うまく働かなくなっていくものです。

下部食道括約筋も、**年齢とともに締まりが悪くなり、食べ物を通さないときでもゆるみがち**になります。下部食道括約筋がゆるくなると、逆流が起きやすくなります。

「下部食道括約筋がゆるむ」ことで胃液や胃の内容物が逆流するケースには、二通りあります。

一つは、**下部食道括約筋が一時的にゆるんだとき**です。健康な人でも逆流性食道炎の患

「下部食道括約筋のゆるみ」で起きる胃液の逆流

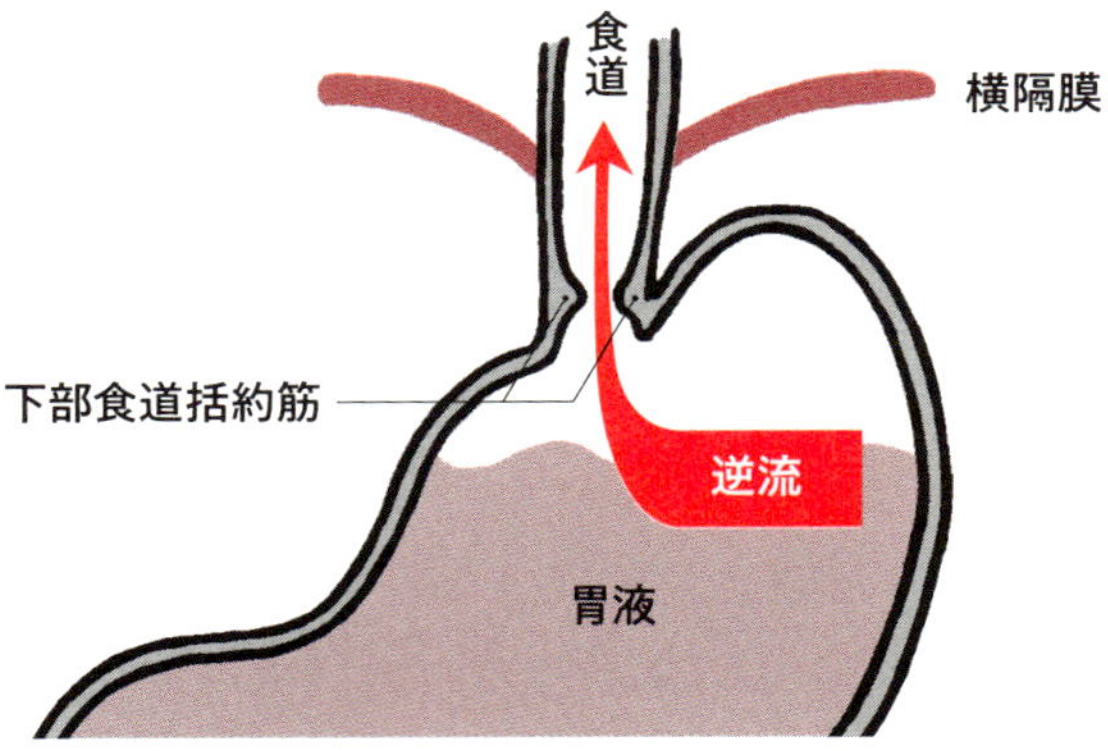

者でも、胃液の主な逆流はこれが原因です。誰でも食べ過ぎたときにゲップが出るのは、下部食道括約筋が一時的に開いて胃にたまった空気を出すからです。

通常、ものを飲み込んだときに下部食道括約筋がゆるむ時間は4～5秒程度ですが、飲食に関係なく一時的にゆるんでしまう現象は5～30秒も続きます。嚥下《えんげ》とは関係なく突然ゆるむのですが、そうなると逆流した胃液が食道に停滞しやすく、炎症が起きやすくなります。

もう一つは、**もともと下部食道括約筋の収縮する圧力が低い場合**です。下部食道括約筋の圧が低い重症患者には、一時的にゆるむとき以外にも胃酸の逆流が起こります。

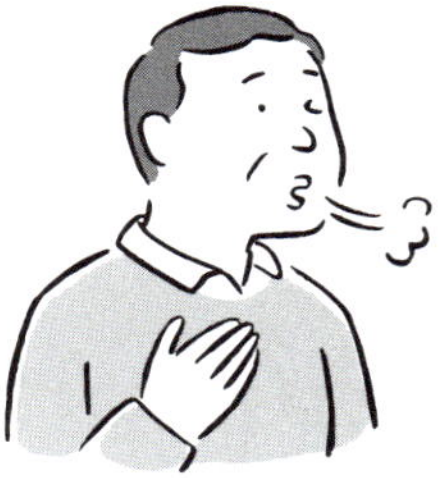
ゲップは下部食道括約筋が一時的にゆるんで、胃にたまった空気が出ていく現象

食道裂孔《れっこう》ヘルニア

下部食道括約筋（33ページ）だけでなく、食道裂孔や、胃と食道の接続部の鋭角なところも、老化にともなって衰えると、胃液をせきとめられなくなります。

食道裂孔がゆるむと、そこから胃の上部がはみ出す「食道裂孔ヘルニア」になることがあります。そうなると噴門部の締めつけができなくなり、ますます逆流防止機能は働かなくなります。

若年者から高齢者まで、食道裂孔ヘルニアは増加する傾向にあります。

食道裂孔ヘルニア

食道裂孔がゆるんだことで、胃の一部が横隔膜の上に飛び出したのが「食道裂孔ヘルニア」

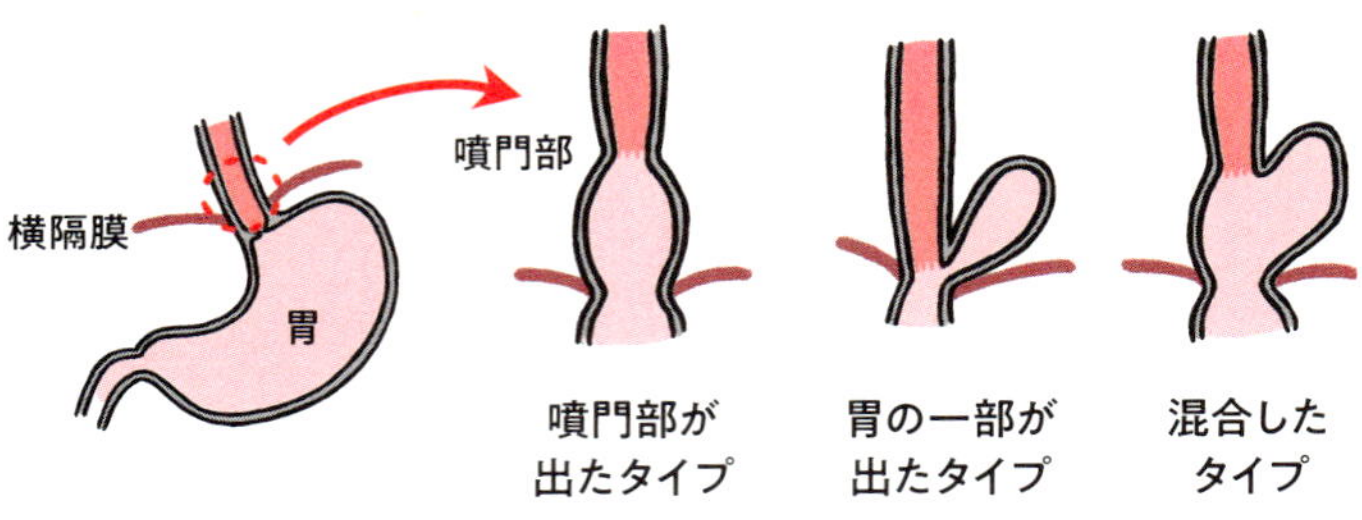

食道の運動機能低下

胃液が食道に逆流してきても、それを胃に速やかに排出すれば炎症は起きません。もともと食道には、食べたものを飲み下す蠕動《ぜんどう》運動が起きる機能が備わっています。

ところが加齢とともに、食道の運動機能は低下します。筋肉の収縮がうまくおこなわれなくなると、逆流物を胃に排出する仕組みがうまく働きません。**逆流性食道炎の人は、軽症の人で25パーセント、重症の人で48パーセント**が、この食道の運動機能低下を起こしています。重症になればなるほど、この収縮の圧力は弱くなる傾向があります。

以上に挙げた原因のほかに、胃の手術の後遺症として、胃食道逆流症が現れることもあります。

また、きつい下着やベルトなどで腹部を締めつけることで「お腹にかかる圧力」が上がり、逆流の原因になることもあります。前かがみの姿勢、背中の湾曲なども同様です。

こんな人がかかりやすい

どのような人が、胃食道逆流症にかかりやすいのでしょうか。簡単に言えば、胃酸の分泌や逆流が多い人です。胃酸の分泌や逆流が多くなるのには、**食生活、年齢、姿勢、体型、ストレス、**また**現在の病気、過去の病気**（既往症）など、いろいろな要素がからんでいます。

高齢者

年を重ねると胃酸の分泌量は低下しますが、その一方で、食道が本来持っている逆流防止の機能が低下し、また食べ物を飲み下す機能も衰えるため、逆流したものが食道に停滞しやすくなります。

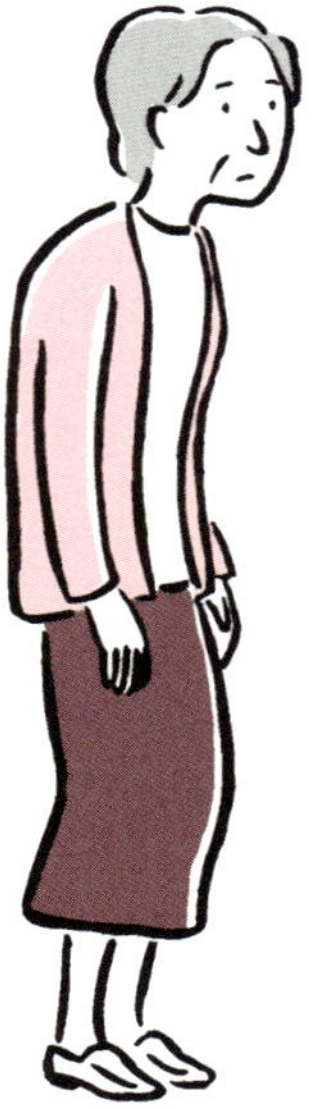

生活習慣などに問題がある人

●食生活①〈消化の悪いものを食べる〉

消化の悪い食事をとり続けた人は、なりやすいと言えるでしょう。

食材では、脂肪の多いものが代表格です。胃での滞留時間が長く、胃酸の分泌を活発にします。胃に刺激のある香辛料、コーヒー、お酒も同様です。

●食生活②〈消化の悪い食べ方をする〉

食べ方も影響します。よく噛《か》まないで食べる人はかかりやすいと考えられます。食べれば食べるだけ胃酸は出るので、「大食い」の人もかかりやすいと言えます。歩きながら食べるとか、食べてすぐ横になる習慣なども、消化を悪くします。

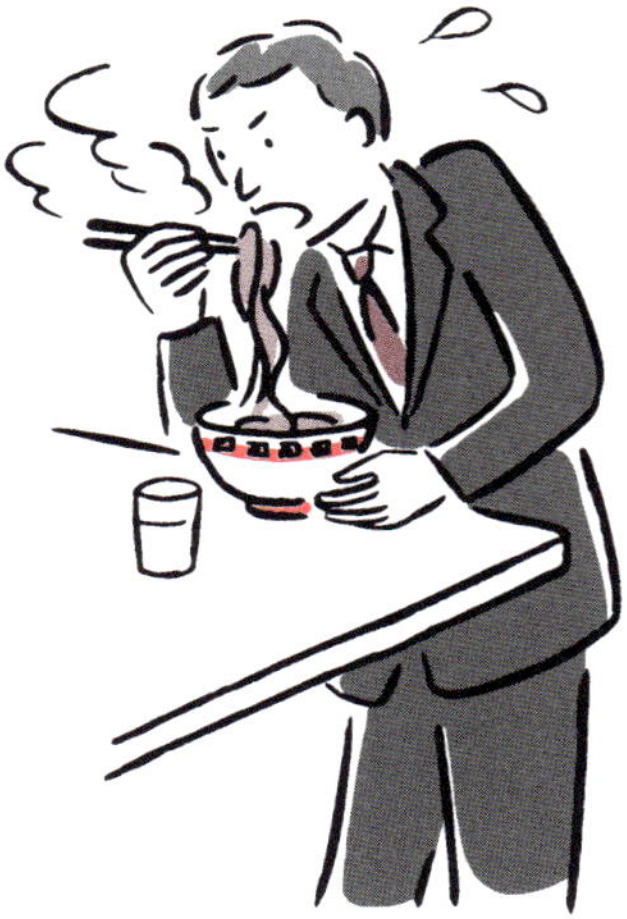

体型〈太り過ぎ、痩せ過ぎ〉

一般的に「体重過多の人は逆流性食道炎になりやすい」と言われています。お腹に内臓脂肪（皮下脂肪ではありません）がつくと、胃が圧迫されやすくなり、胃酸の逆流が起こりやすくなるからでしょう。実際、**ＢＭＩ（肥満度を表す体格指数）が高い人**は、逆流性食道炎になりやすい傾向があります。一方で、非びらん性の人とＢＭＩの関連は明らかになっていません。

生活習慣が原因ではありませんが、同じように腹囲が大きくなる**妊婦**もかかりやすい傾向があります。子宮の容積が大幅に増えることにともなって、急激に腹部の圧力が高まることが原因です。

その一方で、矛盾するようですが、**ＢＭＩが低い痩せ過ぎの人もなりやすい**と言われます。痩せた人には胃下垂が多いので、食べ物を胃に送り出すのが遅れることが原因ではないかと言われています。また、痩せた人のほうが胸やけが多いと言われています。

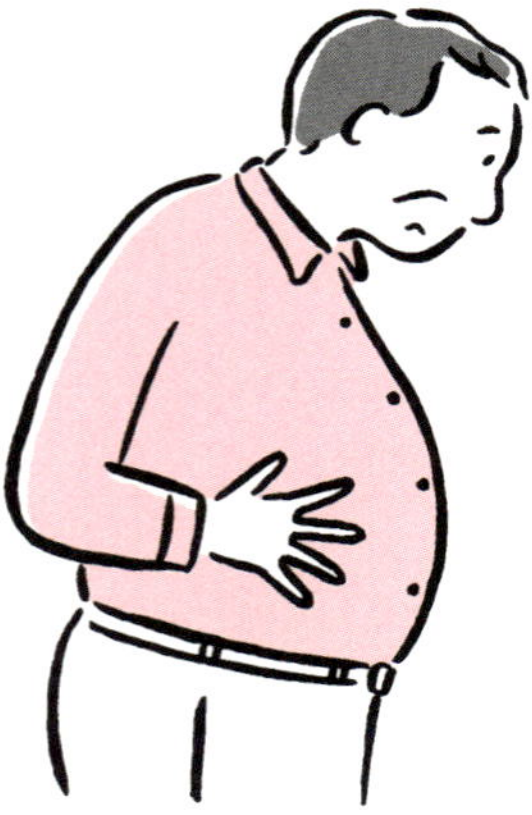

「内臓脂肪」と「皮下脂肪」
逆流性食道炎を誘発するのはどっち？

「内臓脂肪」はお腹の臓器の周囲につく脂肪で、「皮下脂肪」は皮膚のすぐ下につく脂肪です。男性には内臓脂肪型が多く、女性には皮下脂肪型が多い傾向があります。

逆流を誘発するのは、内臓脂肪のほうです。内臓脂肪が増大することで胃の内圧が上昇します。皮下脂肪は誘因とはなりません。

内臓脂肪は多すぎるとさまざまな病気の原因になりますが、皮下脂肪に比べて減らしやすいという特徴があります。

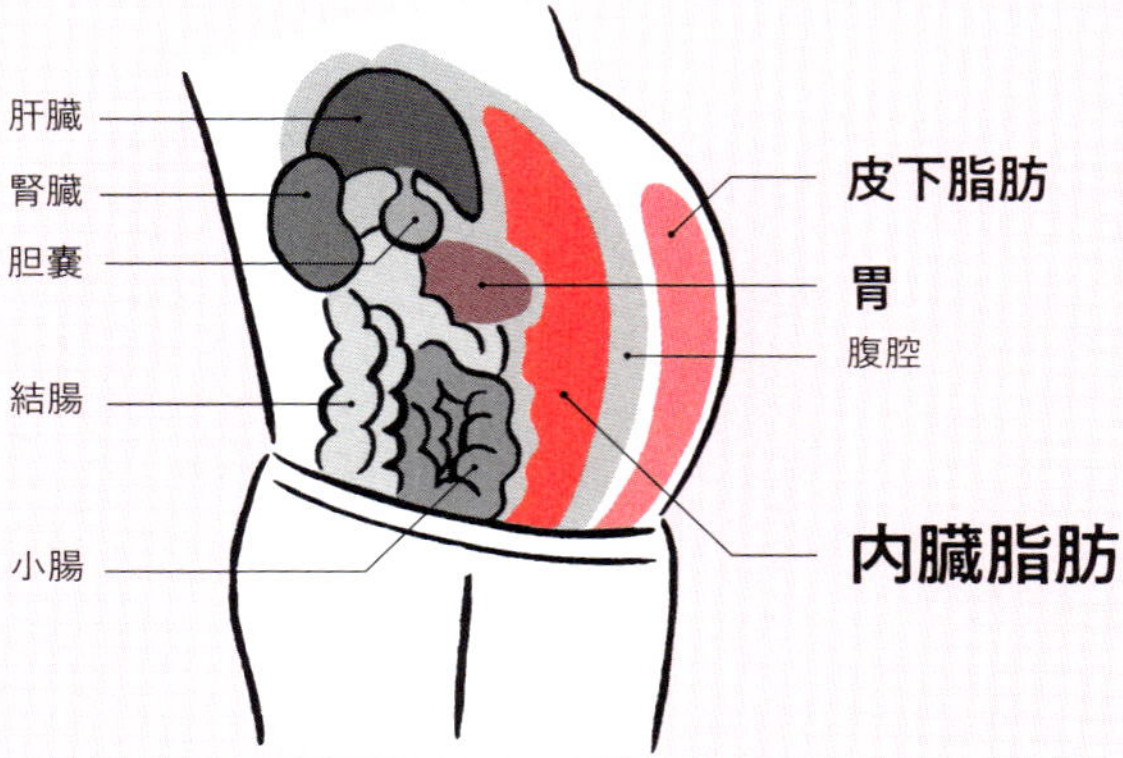

姿勢〈猫背、前かがみ〉

背中や腰が曲がっていると、お腹にかかる圧力が大きくなるため、胃液が逆流しやすくなります。

また、猫背の人が仰向けに寝ると、胃のほうが食道よりも高くなるため、逆流したものが胃に戻ることができず、食道に停滞してしまいます。

前かがみの姿勢が多い人も、お腹にかかる圧力が高くなるので同じです。

ちなみに、きついベルトやガードルを着けている人も、お腹に圧力がかかります。

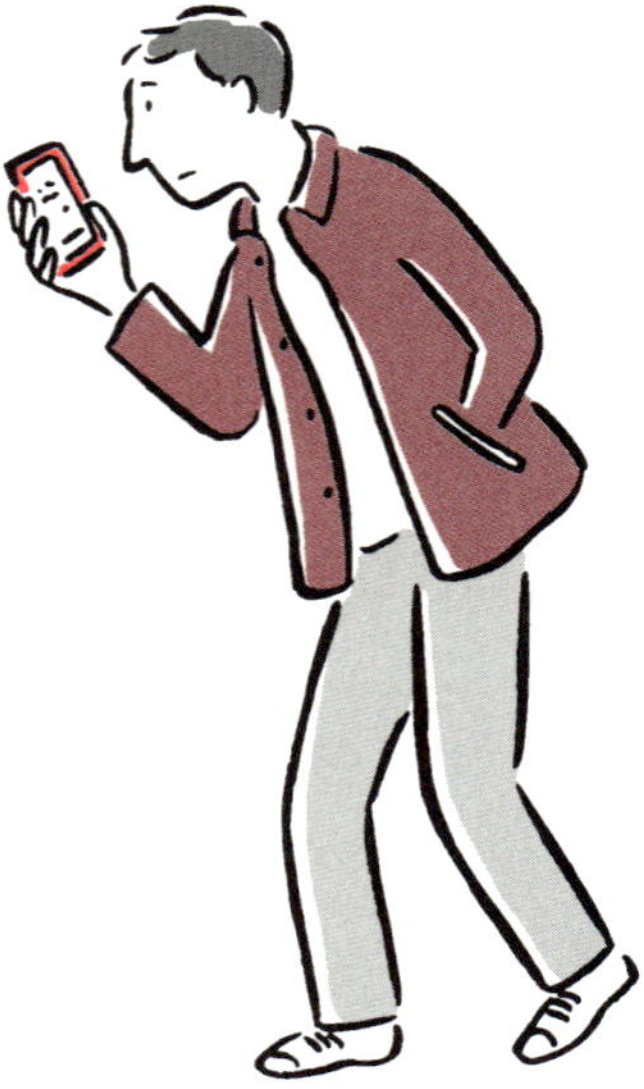

体調〈便秘気味〉

便秘気味の人も、かかりやすい傾向があります。便秘によってお腹が張ると、胃が腸からの圧迫を受けて、食道への逆流が起きやすくなるからです。

ストレスの強い人

精神的なストレスを抱えた人も、かかりやすいようです。

一つには、ストレスによって「食道の粘膜の感受性が強くなる」ことが原因だと言われています。

もう一つは、ストレスによって「脳が刺激のある食べ物を欲するようになる」ために、食生活が変わることが考えられます。香辛料の強いもの、塩分の高いもの、脂っこいもの、お酒など、胃を刺激し、消化の悪い食事を好むようになり、結果として胃酸を増やすことになるからです。

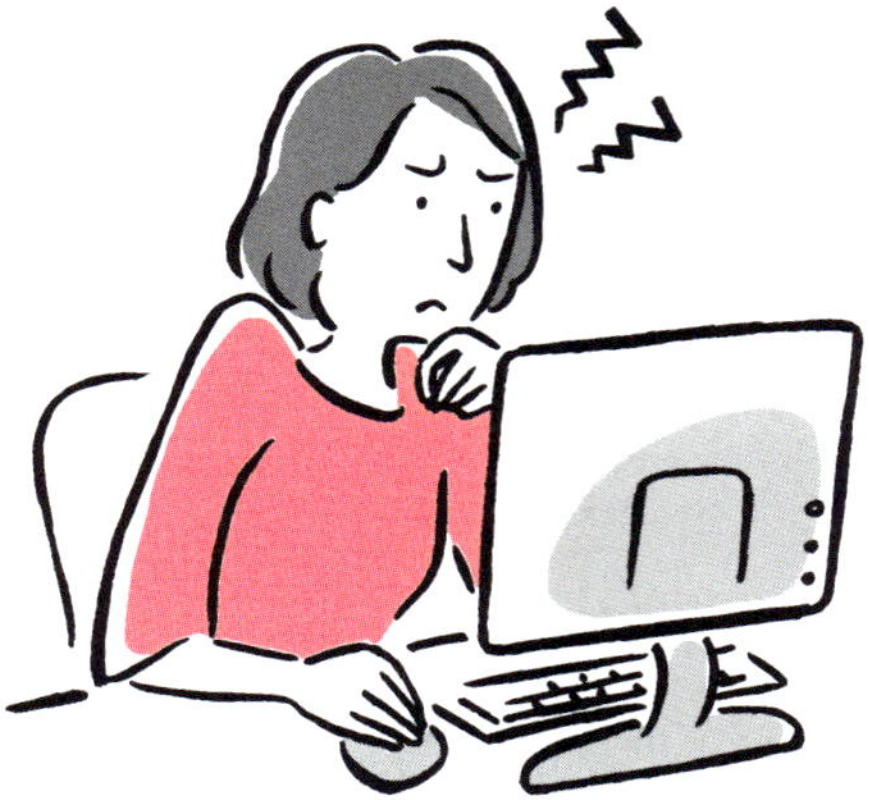

現在の病気と過去の病気

ピロリ菌のない人

胃がピロリ菌に感染していると、胃がんの原因になります。その一方で、ピロリ菌に感染している胃は粘膜が荒れて元気を失っているため、胃酸の分泌が減り、仮に食道を締める筋肉がゆるんでいても逆流が起きにくくなっています。逆流したとしても、その酸度はあまり高くないので、炎症が起きにくいのです。

そのため、胃潰瘍《いかいよう》の治療などのためにピロリ菌を除菌した人は、胃酸の分泌が活発になることで、胃食道逆流症になりやすくなるのです。

食道裂孔ヘルニアのある人

胃の一部が胸部に入り込む「食道裂孔ヘルニア」38ページの人は、逆流性食道炎も併せ持つことが少なくありません。食道裂孔ヘルニアそのものが、その原因になるという説もあります。

「ピロリ菌の感染」が減って「胃食道逆流症」が増えた日本人

胃食道逆流症の患者が近年急増している要因には、ピロリ菌（正式には、ヘリコバクター・ピロリ菌）の感染率の低下があります。胃がんの原因とされるピロリ菌に感染している人の割合は、この数十年で激減しました。

激減した背景には、衛生環境の変化があります。かつての日本には、いたるところに井戸がありました。田舎には田んぼや肥だめがありました。そういうものはピロリ菌の温床です。

田んぼの中で遊んだ子どもたちはピロリ菌に感染します。家族の一人が感染すれば、一緒に鍋料理をつついたり、親から乳児に口移しをしたりするだけで、みんな感染するのです。

そういう環境が減ったことで、日本人全体のピロリ菌の感染率がぐっと下がったわけです。さらに、「ピロリ菌に感染している期間が長いほど、胃がんになる確率が高くなる」ことが知られるようになってからは、ピロリ菌の「除菌治療」を受ける人も増えました。

ピロリ菌のない元気な胃が増えたことで、胃食道逆流症が増えたという皮肉な現象です。

ある統計によれば、ピロリ菌の感染者が70.5%（1998年）から52.7%（2005年）に減少した一方で、逆流性食道炎は1.4%から6.6%、つまり4.7倍（男性は6.6倍、女性は2.7倍）に増加しています。

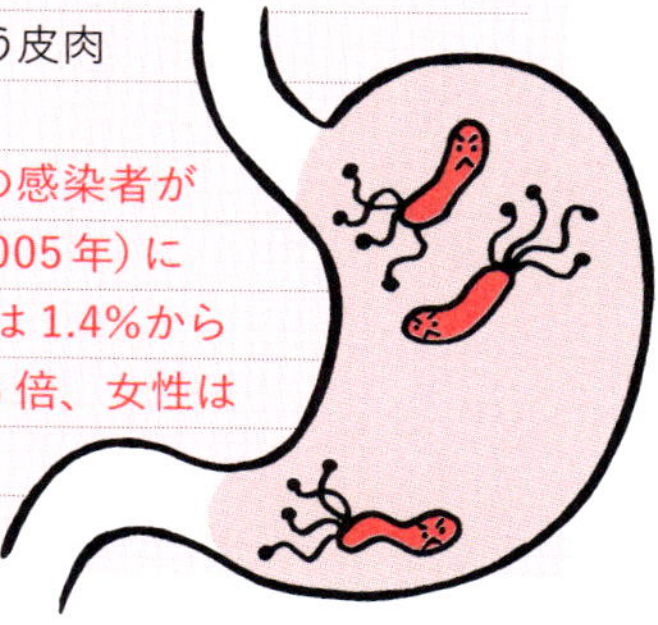

食道裂孔《れっこう》ヘルニアがあると、下部食道括約筋32ページの圧が低くなり、逆流が増え、逆流したものを食道が胃に排出するまでの時間が遅れ、食道が酸にさらされる時間が長くなります。

糖尿病の人

糖尿病があると、その合併症として「糖尿病性神経障害」を起こしやすくなります。神経障害が起きると末梢神経が傷害されるとともに、食道の蠕動運動28ページ機能も低下してしまい、逆流したものを胃に排出する機能が十分に働きません。

唾液《だえき》の量も減るため、逆流した酸を中和する能力も低下し、食道は炎症を起こしやすくなります。

睡眠時無呼吸症候群の人

睡眠中の呼吸の停止は、胃液の逆流を促すとされています。

逆に言えば、睡眠時無呼吸症候群を治療すると、この病気の症状も改善されます。

胃の切除術を受けた人

胃の手術を受けた人に、後遺症として胃食道逆流症が起きる場合があります。胃を切除すると、胃液や胆汁などの消化液が食道に逆流しやすくなるからです。

これを「術後逆流性食道炎」または「術後食道炎」と言います。術後食道炎は、胃がんのために胃を切除した後や、食道を切除した後の食道炎を指す言葉で、肥満手術後や逆流防止術後は含めません。

胃をすべて切除した人は、膵液や胆汁などの逆流が起きやすくなります。

word

睡眠時無呼吸症候群

眠っている間に、呼吸停止や低呼吸になる病気。睡眠中の症状としては、いびき、悪夢、突然の目覚めなどがあり、日中には眠気や集中力低下、頭痛などがある。10秒以上無呼吸の状態が、7時間の睡眠中に30回以上、または1時間に5回以上あれば、睡眠時無呼吸と診断される。呼吸による換気が半分以下になると「低呼吸」と呼ばれる。

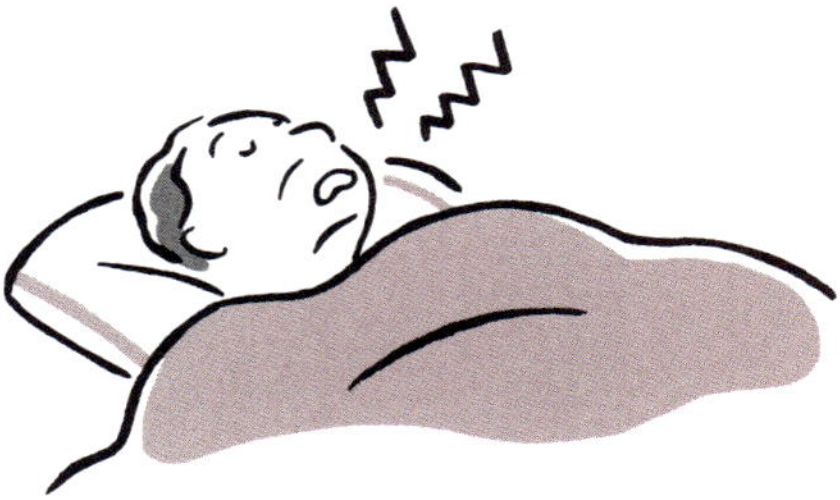

悪化するとどうなるの？

これまで見てきたように、胃酸の分泌が増え、逆流を防ぐメカニズムが十分に働かなくなると、胃液の逆流が起こります。そして、それがある限度を超えると、不快に感じる自覚症状が出たり、炎症が起きたりするのです。軽症のうちはまだいいのですが、悪化していくと、いろいろなところに悪影響が及びます。

日常生活への支障

「胃がもたれる」とか、「気持ちが悪くなる」とか、「のどに違和感がある」などの自覚症状があれば、日常生活に支障が出ても不思議ではありません。気分がすぐれないと、集中力を欠くこともあるでしょう。

「睡眠障害」のある方も多いのです。おそらく眠っているときに逆流が起きることで、質の

word

QOL

Quality of life という英語の頭文字をとった言葉で、「生活の質」と訳される。闘病中であっても、「その人らしい生き方」や「社会生活」「日常生活」が尊重されるべきだという概念。

高い睡眠が得られなくなるからでしょう。特に胸やけがあると、睡眠障害も増える傾向があります。

胸やけや呑酸《どんさん》などがあると、「食欲不振」にもなります。お腹の膨満感や飲み込んだときの違和感などを理由に食べるのを控えていると、「低栄養」になる可能性もあります。低栄養は、心身両面に悪影響を与えます。

前かがみで作業をする仕事であれば、それもつらくなってくるでしょう。腹筋を使って演説したり歌ったりするようなことも、同様です。

つまり、いわゆる**QOLが低くなってしまう**のです。

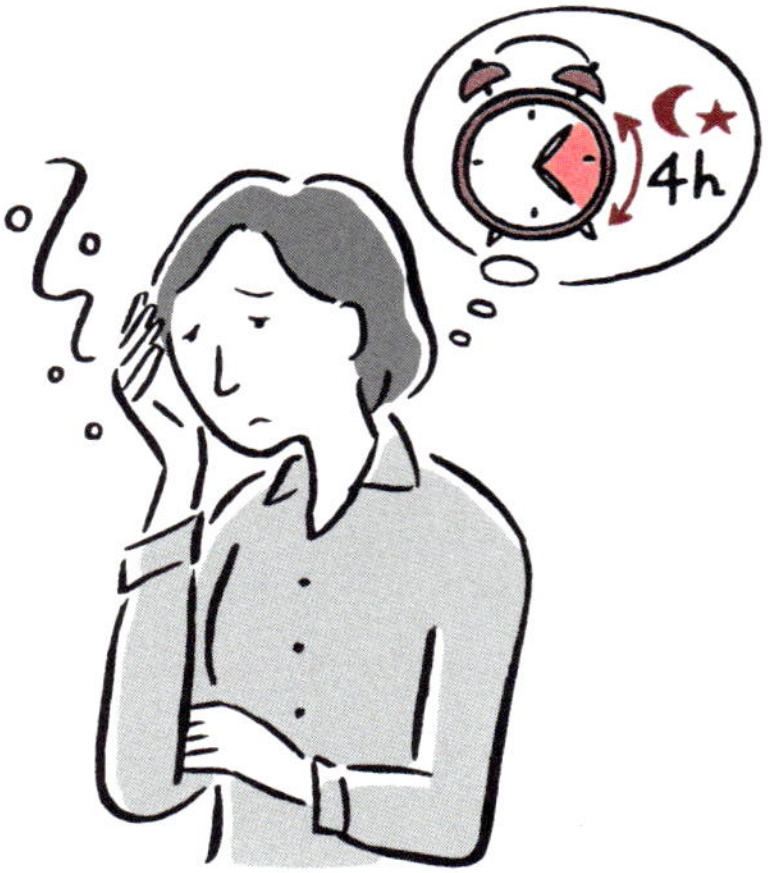

合併症の誘発

胃食道逆流症になると、「合併症」として他の病気を誘発することがあります。

●「咳」「喘息」など、呼吸器の病気

症状の例として、**慢性の咳**（咳嗽《がいそう》）や**喘息**もあることは前述しました。

これは食道の下部括約筋が一時的にゆるんで胃の内容物が食道に逆流し、食道の下部にある神経が刺激されることや、逆流物が咽喉頭にまで達して気管に誤嚥《ごえん》されることなどが、原因として考えられます。気道に誤嚥されたものが唾液《だえき》であれば大した咳にはなりませんが、酸を含んだ液が誤嚥されると、ひどい咳が起きるのです。

そのために、逆流性食道炎と食道狭窄《きょうさく》（何らかの原因で食道が狭くなり、通過障害が生じた状態）の患者には、**気管支喘息**などを合併している人が多く見られます。

慢性の咳や喘息は、酸や弱酸だけでなく、弱アルカリ性の逆流が原因でも起こります。

word

誤嚥

口から食道へ入るべきものが、誤って気管に入ってしまうこと。飲み込む力の弱くなった高齢者が、食べたものや唾液を飲み込みきれずに起こすことが多い。

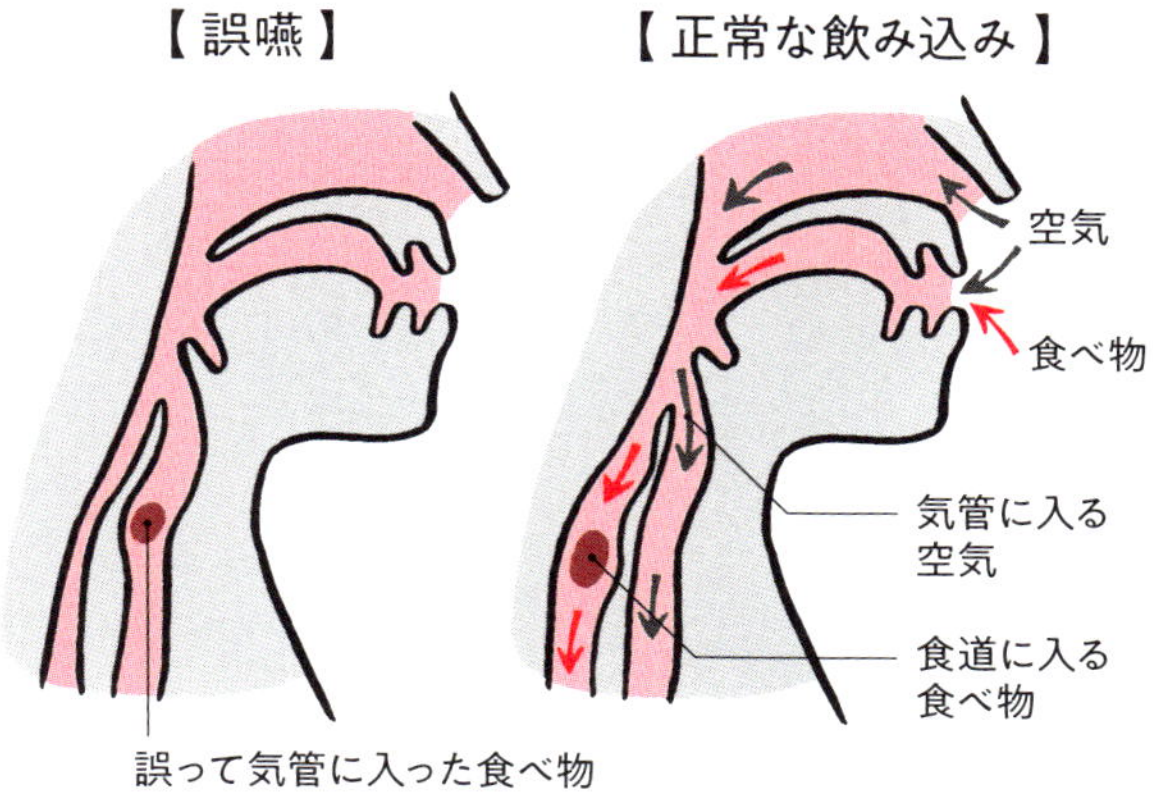

word

気管支喘息

空気の通り道（気道）に炎症が続き、さまざまな刺激に気道が敏感になり、発作的に気道が狭くなることを繰り返す病気。日常発作的に咳や痰が出て、「ゼーゼー」「ヒューヒュー」という音をともなって息苦しくなる。夜間や早朝に出やすい。

なお、咳のせいで**声帯ポリープ**ができることもあります。自然に出る咳ばかりでなく、のどの違和感から咳払いの癖がついてしまった場合にも起きることがあります。

睡眠時無呼吸症候群

「かかりやすい人」の項で「睡眠時無呼吸症候群」を挙げましたが、逆に胃食道逆流症から、この病気になる人もいます。特に夜間の症状が強い場合です。

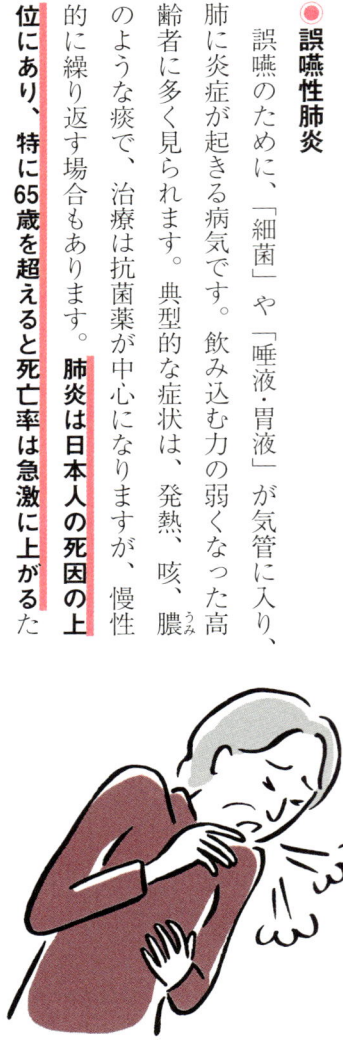

誤嚥性肺炎

誤嚥のために、「細菌」や「唾液・胃液」が気管に入り、肺に炎症が起きる病気です。飲み込む力の弱くなった高齢者に多く見られます。典型的な症状は、発熱、咳、膿《うみ》のような痰で、治療は抗菌薬が中心になりますが、慢性的に繰り返す場合もあります。**肺炎は日本人の死因の上位にあり、特に65歳を超えると死亡率は急激に上がる**ため

め、特に注意したい病気です。

胃食道逆流症の人は、胃液や逆流したものを飲み込み、それが気管から肺に入ることで「誤嚥性肺炎」になることがあります。この誤嚥も夜間に起こりがちです。

突発性肺線維症

肺胞《はいほう》（肺を構成している、柔らかくて小さな袋）に傷ができ、その修復のためにコラーゲンなどが増加して、肺胞の壁が厚くなる病気です。咳が出たり、酸素がうまく取り込めずに息苦しくなったりします。胃食道逆流症が原因でも起こると考えられています。

頭部で起きる病気

胃液が咽頭まで逆流することで、頭部に起きる病気もあります。「**酸蝕症状**《さんしょく》」（歯のエナメル質が溶ける）」「**咽頭炎**」「**喉頭炎**」「**咽喉頭炎**」「**副鼻腔炎**」「**口内炎**」「**中耳炎**」などです。眠っているときに逆流した酸が頭部にまで上がってきて、口が閉じられているために鼻を通じて耳のほうにまで流れることが原因だと考えられます。

もっと悪化すると……

炎症が続くと、食道の蠕動運動機能28ページが低下し、逆流したものを胃に排出する力が弱くなり、胃液の滞留時間が長くなり、それがまた炎症のもとになる……という悪循環におちいります。

炎症が進むと重症の「潰瘍《かいよう》」になることもあり、食道から「出血」して吐血することもあります。潰瘍の部分が引きつれて、食べ物の通りが悪くなることもあります。

●「バレット粘膜」の発生

もともと食道の内壁と胃の内壁は、異なる「上皮」におおわれています。胃の上皮は酸から胃壁を守りますが、食道の上皮は酸から食道を守れません。

食道が炎症と回復を繰り返しているうちに、食道の上皮がはがれてしまい、そこが胃や腸と同じような（まったく同じというわけではない）上皮でおおわれてしまうことがあります。

変性したこの上皮を、「バレット粘膜」と呼びます。

word

「バレット粘膜」と「バレット食道」

炎症の起きた食道の粘膜（扁平上皮）が、胃と同じ粘膜（円柱上皮）に置き換わったものを「バレット粘膜」と呼び、バレット粘膜がある食道を「バレット食道」と呼ぶ。バレット食道は、胃の粘膜が食道の表面にまで伸びているように見え、伸び出した部分が長いほど食道腺がんの発生頻度が高くなると言われる。

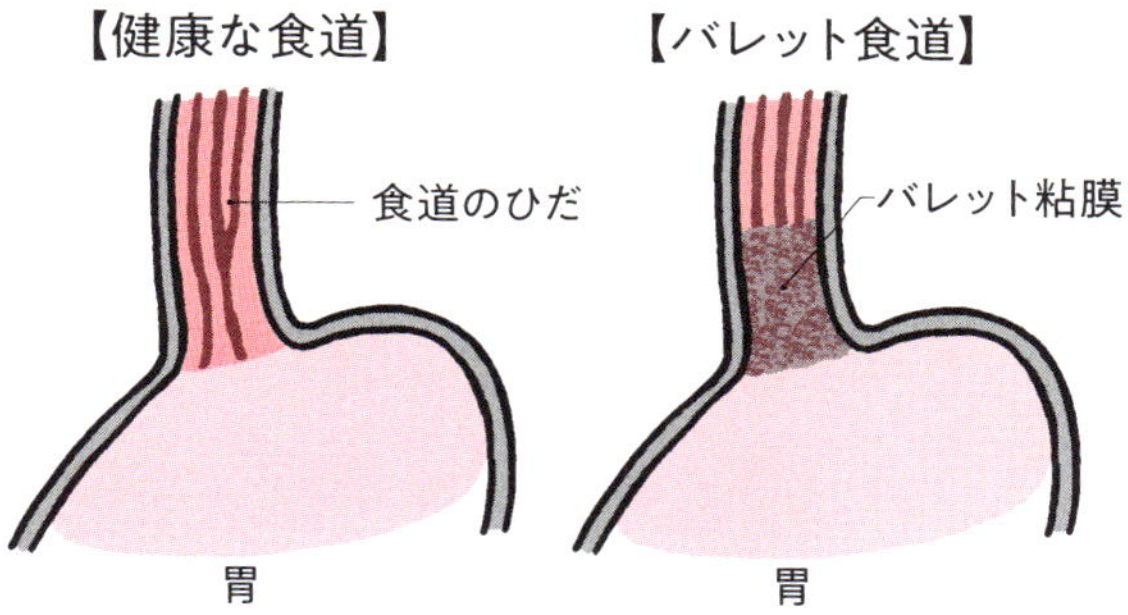

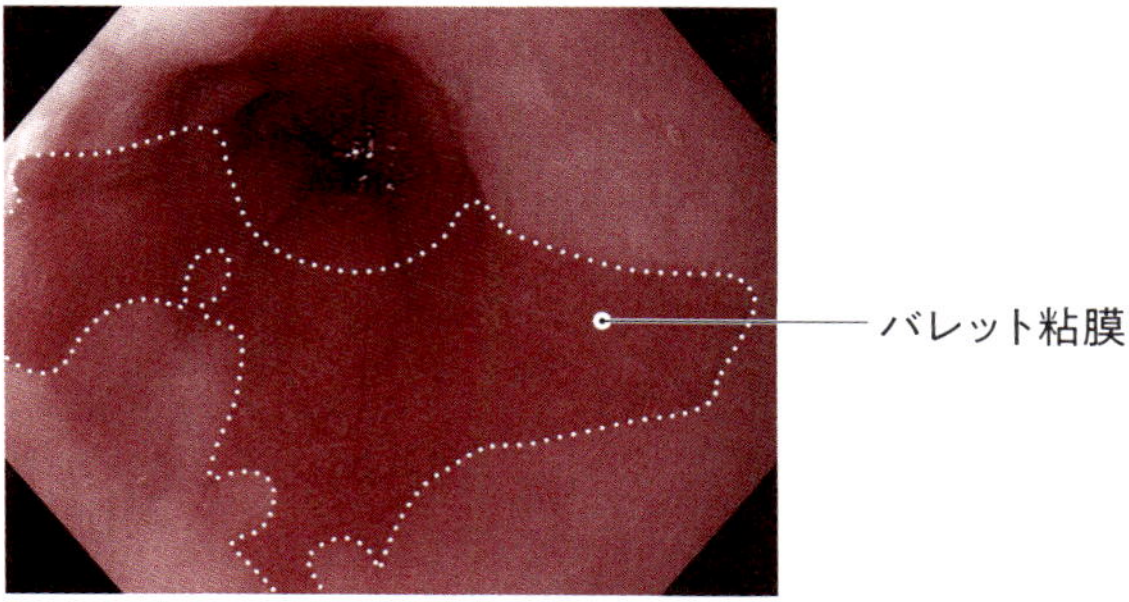

バレット食道の胃カメラ写真

バレット粘膜は胃食道逆流症の患者の3～5割に見られますが、ほとんどの人に自覚症状はありません。食道が酸や胆汁にさらされる時間と、バレット粘膜の長さには、相関関係があると言われます。

バレット粘膜から「食道腺がん」に

バレット粘膜ができただけなら問題ないのですが、その範囲が3センチ以上になると、そこに「食道腺がん」ができる場合があります。あくまでも目安ですが、バレット粘膜ができた人のうち、0・1～0・4パーセント未満が食道腺がんに進むとされています。

欧米では、バレット粘膜が3センチ以上あるバレット食道（LSBE）から発がんする頻度は年率0・4パーセント、5センチ平均では0・6パーセント前後

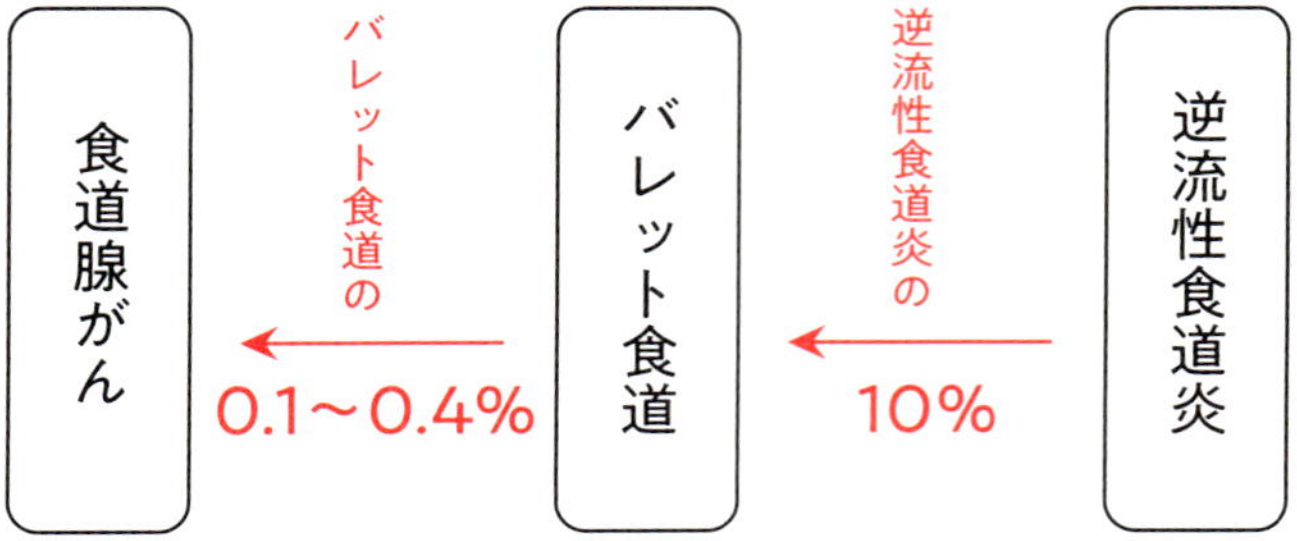

word

LSBEとSSBE

バレット粘液で、食道の内壁を一周（＝全周性）していればLSBE（long segment Barrett's esophagus）、長さが3cm未満か、全周性でなければSSBE（short segment Barrett's esophagus）と呼ぶ。LSBEのほうが酸や胆汁にさらされている時間が長い。発生する頻度は、LSBEが平均0.4％、SSBEが平均17.9％。

というデータがありますが、日本人には3センチ未満のバレット食道（SSBE）が多く、発がんのリスクはもっと低いと考えられます。

バレット粘膜は治療で改善しにくいため、**バレット粘膜ができないように、早めに治療を開始する**ことが大切です。

「腺がん」とは、体を構成する組織のうち、腺組織と呼ばれる上皮組織から発生するがんの種類です。「食道腺がん」は「食道扁平上皮がん」と並ぶ食道がんの一種で、食道扁平上皮がんに比べると罹患率《りかん》（かかる割合）はずっと低いのですが、胃食道逆流症の増加にともなって、これからは増える可能性があります。

男性に多い「食道がん」

食道がんは、食道の内壁をおおう粘膜の表面にある扁平上皮から発生します。

罹患率・死亡率ともに40代の後半以降から増えており、特に男性のほうが急激に増加します。

日本の食道がんの9割以上は扁平上皮がんで、腺がんは1割以下です。ただし最近では、ゆっくりですが、腺がんも増えています。

食道がんが発生する主な要因は、喫煙と飲酒ですが、胃食道逆流症の患者についていえば、胸やけの期間、重症度、症状の頻度などが「食道腺がんの危険因子」とされています。

治療法は、内視鏡治療、手術、放射線治療、化学療法（抗がん剤）の四つです。

食道は胃や大腸と比べてリンパ組織が豊富なために、リンパ節に転移しやすいという特徴があります。ですから、早期であっても広範にリンパ節を取り除くことが必要となります。

2章　生活を改善しましょう

まずは生活を見直そう

生活習慣が原因の症状なら……

胃食道逆流症は、加齢のせいで発症する人もいますが、生活習慣が原因で発症する人も増えています。

たとえば、「食生活」も大きな要素です。肥満や猫背など、逆流の起きやすい「身体的な要因」も、生活習慣が要因で作られやすいものです。

症状が軽症であれば、放置していてもあまり変化がないか、ときには自然に治ることもあります。けれども、たいていは放置していれば悪化します。

言い換えれば「生活習慣を変えれば、症状が改善する可能性がある」ということです。自覚症状のある人は、ぜひ本章で紹介する生活改善を試してください。症状の改善が見込めるほか、**重度な逆流性食道炎の予防**にもなります。

薬と生活改善の両方が必要

すでに飲み薬を処方されている人も、薬物療法だけに頼るのではなく、生活を見直してみましょう。ほとんどの場合、**「薬による治療」と「日常生活の改善」の両輪で快方に向かう**ことがわかっています。

「引き金」は人によって違う

「○○を食べたら症状が出る」「××をすると症状が出るようだ」などということがあれば、それは、その人にとっての症状の「引き金」です。たとえば「夜にアルコールや炭酸を飲むと、次の日の朝に呑酸《どんさん》が出ることが多い」というようなことです。

多くの人にとって最も大きな引き金は「食事」でしょうが、症状を起こす食材や量、時間帯は、人によって差があります。同じ食材でも、「夕食後なら症状が出るけれど、昼食では大丈夫」ということもあるものです。

自分の引き金になる生活の要素を見極めてください。

「炎症の原因」はこうすれば減らせる

逆流しやすくなった体の仕組みを、もとに戻すことはできません。そういう意味では、胃食道逆流症は「不治の病」と言えるかもしれません。けれども自分の努力と工夫で、「逆流を減らし」て「症状を緩和」することはできます。

できることは、次の3点です。

・食道が酸にさらされる時間を短くする
・呼吸筋力を整えて、下部食道括約筋を強化する 28ページ
・胃を圧迫する要因を取り除く

具体的には、「食生活を変えて、胃酸過多の状態を緩和する」「エクササイズで逆流しにくい体を作る」「日常生活のちょっとした習慣を変えて逆流を減らす」などです。

食道が酸にさらされる時間を長くする要因

・タバコ
・アルコール
・チョコレート
・脂肪の多い食事
・横になること
・右側を下にして寝ること

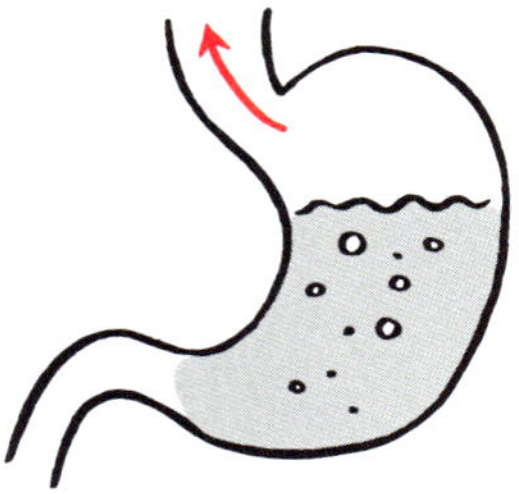

下部食道括約筋の圧を低下させる要因

・タバコ
・チョコレート
・炭酸飲料
・右側を下にして寝ること

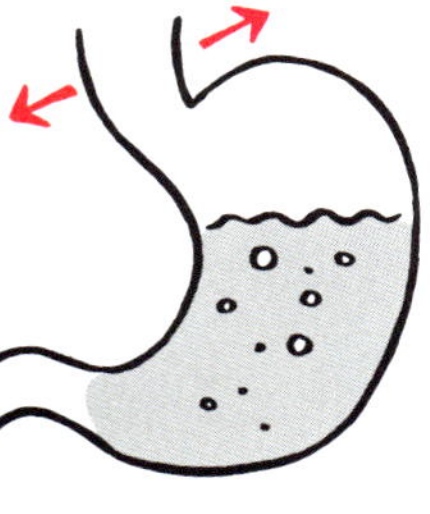

胃を圧迫する要因

・前かがみの姿勢
・お腹をきつく締めること
・多すぎる内臓脂肪（太り過ぎ）

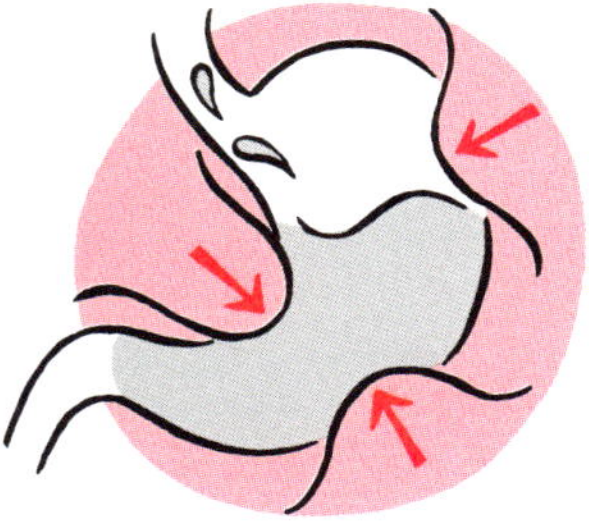

改善策1

お腹を圧迫しない

お腹を圧迫すると、胃が押されて、逆流を引き起こす原因の一つになります。

内臓脂肪42ページが多い状態は、それだけで胃を圧迫することになります。**肥満**の人は体重を減らしましょう。

姿勢が悪くても、お腹は圧迫されます。パソコンなどのデスクワークでは、知らず知らずのうちに姿勢が悪くなっているものです。意識して背筋を伸ばしましょう。

前かがみの作業は避けます。どうしても必要な場合には、食後3時間以上たってからにするとか、時間を短めにするなどして、できるだけお腹を圧迫する姿勢が続かないようにしましょう。

お腹を締めつけるようなベルトや、きついジーンズなどにも要注意です。ゆったりした服装を心がけてください。

湯船に浸かるのもお腹に水圧をかけることになるので、食後すぐの入浴も避けましょう。

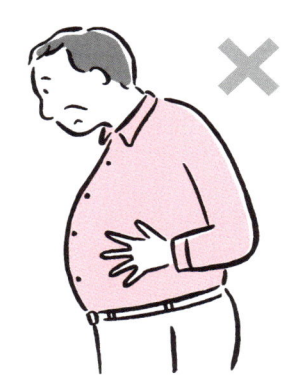

内臓脂肪は、
それだけでお腹を圧迫する

「草むしり」や「雑巾がけ」
は時間帯を選んで

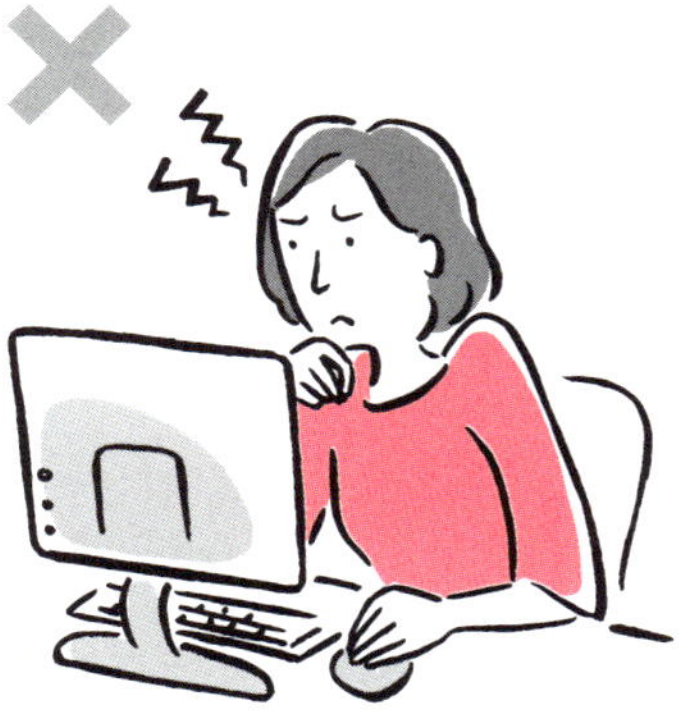

前かがみにならない

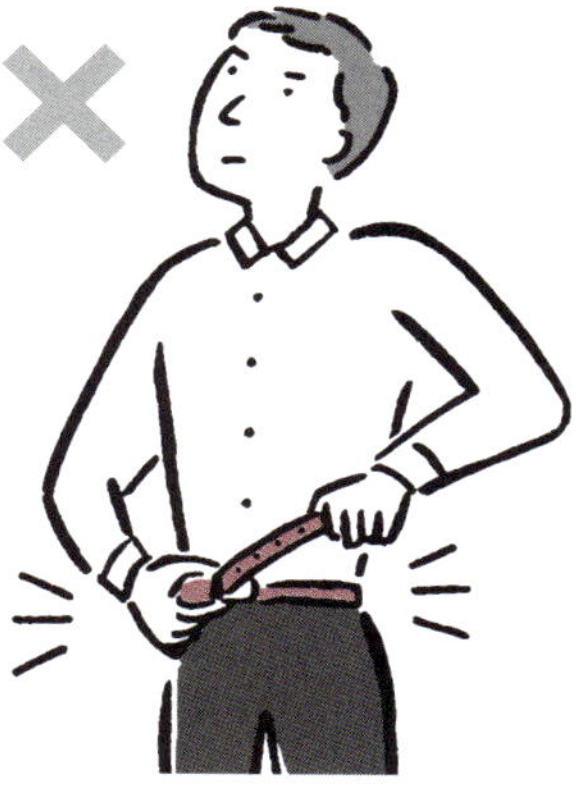

「きついベルト」は
着けない

改善策2
「猫背」にサヨナラしよう

自分で気づかないうちに猫背になって、お腹を圧迫している人が少なくありません。

リュックサックの落とし穴

　リュックの背負い方を間違えると、猫背になります。肩紐を長くすると重みが下にかかり、それを支えようと肩が前にすぼまり、前かがみになるからです。脊柱にも悪影響があります。

　肩紐は短く、荷物も肩紐も体にしっかり密着させましょう。

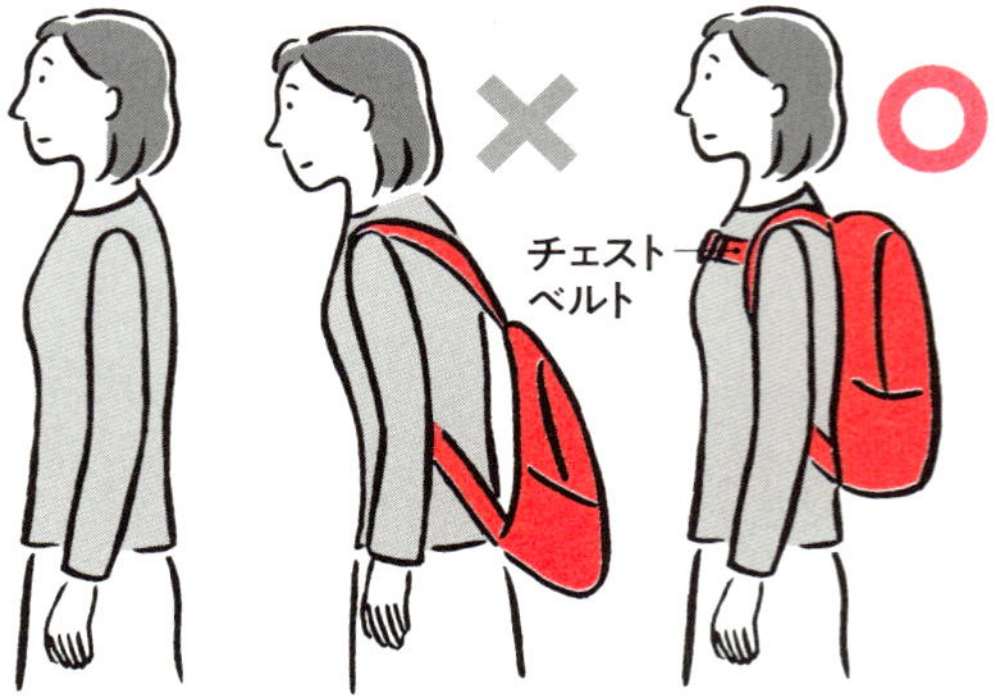

まっすぐに立ったところ　悪い背負い方　理想的な背負い方

猫背にならない「美しい姿勢」

姿勢を正すには、「お尻とお腹に力を入れる」ことを常に意識します。

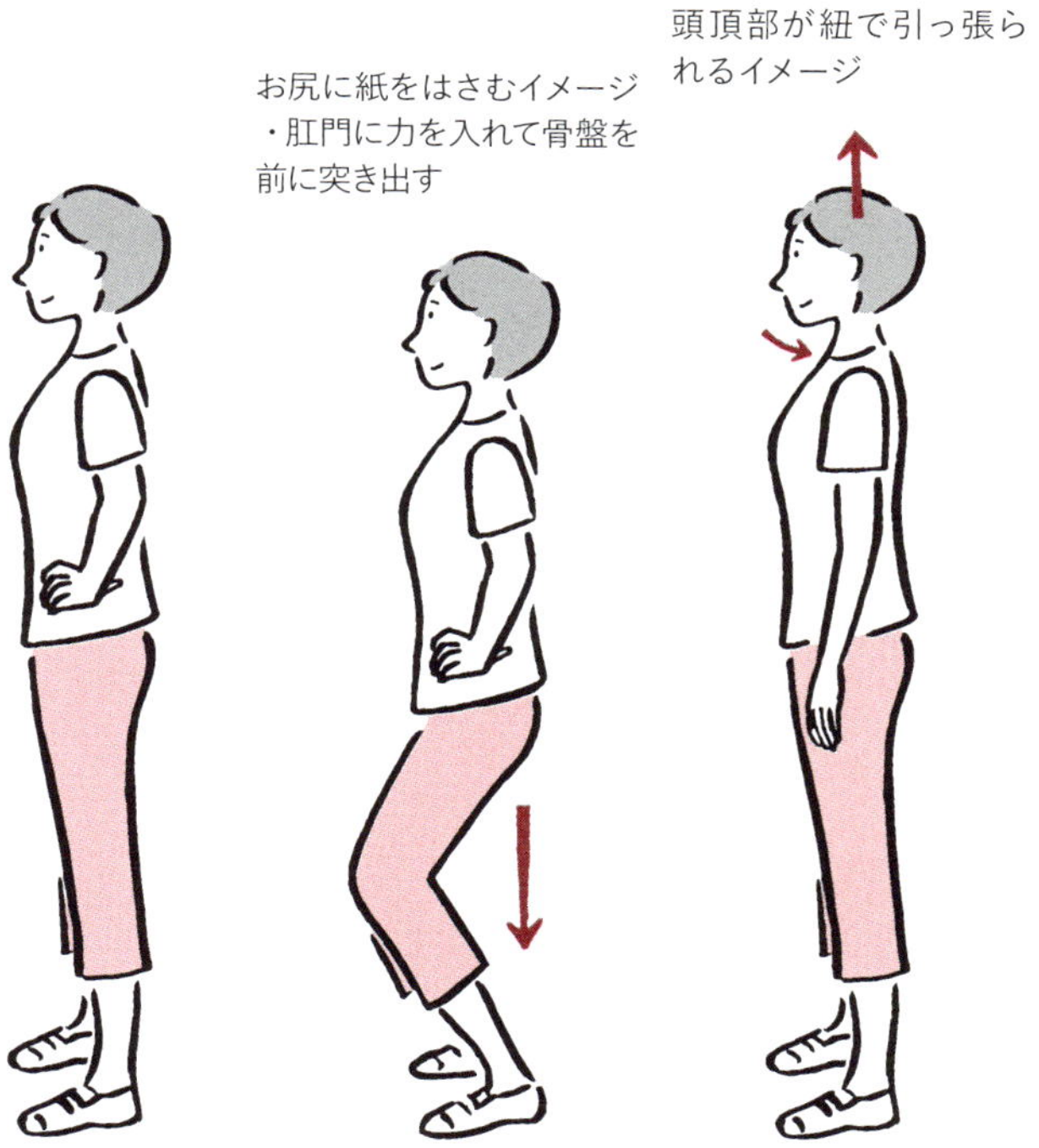
頭頂部が紐で引っ張られるイメージ
お尻に紙をはさむイメージ・肛門に力を入れて骨盤を前に突き出す

①脚を肩幅に開く

②お尻を真下におろしながら膝を軽く曲げる（約115～120度）

③そのまま膝を伸ばし、軽くあごを引いて伸び上がる

改善策3

ストレスを減らそう

ストレスが発症の原因かも……

胃食道逆流症が増えている背景には、「ストレスの増加」があるとも言われています。

適度なストレスは自律神経のバランスを整えるのに有効ですが、過度なストレスは心身に悪影響を及ぼします。

ストレスと胃食道逆流症との直接の関連は明確になっていないのですが、実際のところ強い**ストレスがあると胃を保護する粘液の分泌量が減少し、胃酸の分泌が増える**と考えられています。ですから、ストレスはたまる前に発散することが、症状の改善につながる秘訣だと思われます。

ストレスの解消法にはいろいろあるでしょうが、自分なりの解消法を見つけることをおすすめします。

ストレスは「状況」よりも「捉え方」からくる

同じ状況にあっても、ストレスを感じる人と感じない人がいます。それは、状況の「認知」の仕方が人によって違うからです。「とても悪い状況だと捉えている自分の今の感じ方は、必ずしも正しくない」と心得ましょう。悪く思える状況も、違う観点から考えれば、違って見えてくるものです。ストレスをコントロールできるように、物事をいろいろな角度から考えてみる練習をするといいでしょう。

ストレスをためないために

- □ 気晴らしをしよう
- □ 状況が悪くても考え込まない
- □ 否定的な考えを反芻しない
- □ 自分を受け入れる

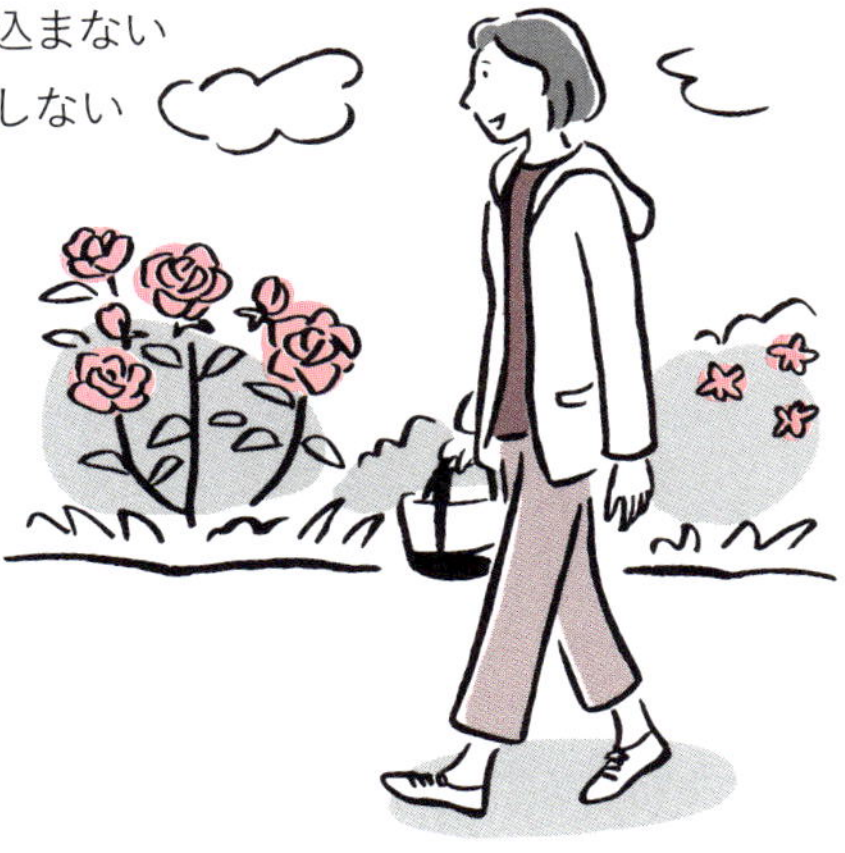

改善策4

横になるなら「左側を下」に

最も**逆流が起きやすいのは「就寝中」と「食後2〜3時間」**です。ですから食後3時間以内に横になるのはやめましょう。どうしても横になるなら、左側を下にしてください。

「左側が下」は、逆流が起きにくい

左側を下にして寝るほうが、逆流は少なくなります。右側を下にすると、胃が食道よりも上になって、逆流しやすくなります。

ただし、左側を下にしたときに体を丸めないこと。お腹が圧迫されてしまいます。

「左側を下」にすれば、下部食道括約筋の圧が上がる

左側を下にして寝ると、下部食道括約筋の圧を上昇させることがわかっています。右側が下では、この効果はありません。

左側が下のほうが逆流は少ない

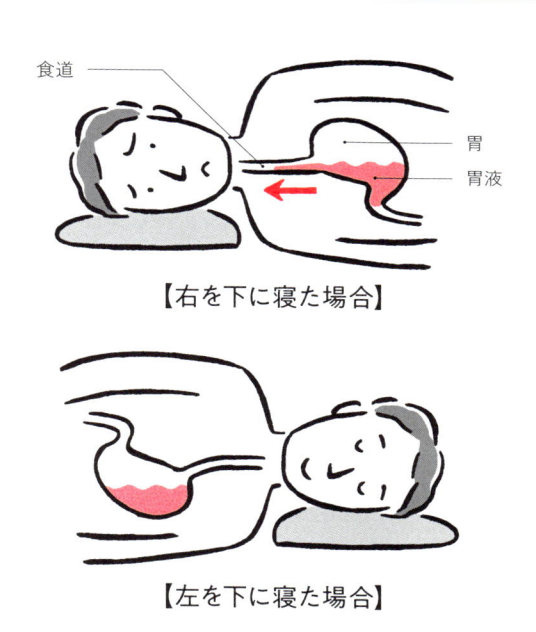

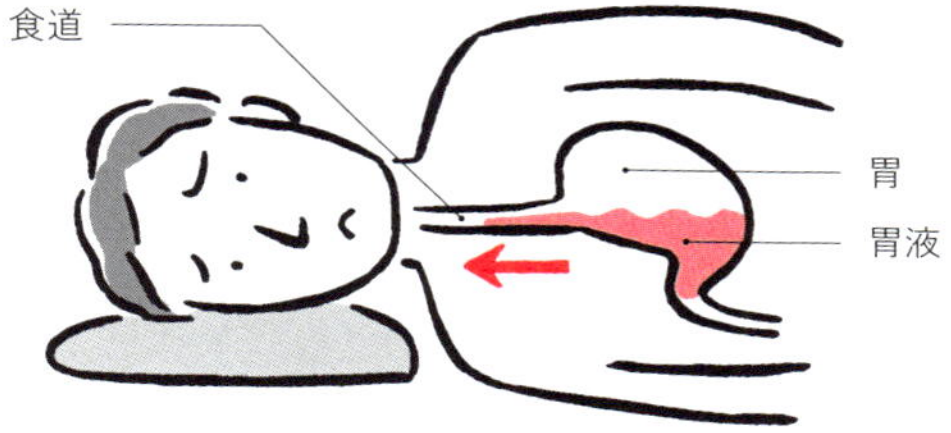

【右を下に寝た場合】

【左を下に寝た場合】

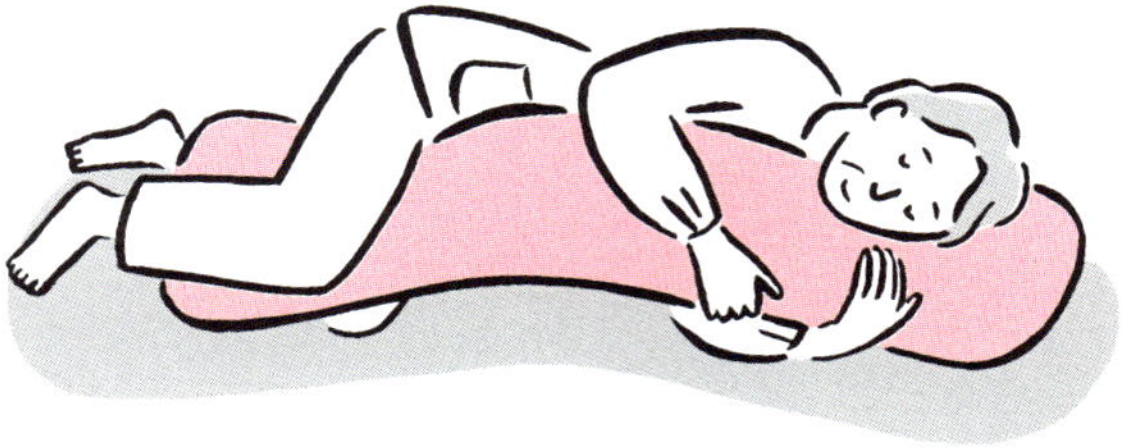

「抱き枕」を使えば横向きに寝やすい

改善策5 上体を高くして寝る

胃食道逆流症の人は、眠っているときに逆流が起きやすいため、睡眠の質が低くなりがちです。逆流を防ぐために、上半身を高くして寝ましょう。枕だけを高くするのではなく、上半身に傾斜をつけます。それだけで逆流しにくくなり、食道が酸にさらされる時間を減らすことができます。

市販の「三角枕（傾斜枕、スロープピロー、なだらか枕など）」を使うといいでしょう。なだらかな傾斜があって、上半身全部を乗せられます。

市販品を使わなくても、タオルなどを積み重ねて傾斜を作ることもできます。**15度ぐらいの角度**になるようにしましょう。

ひどい咳に悩んでいる逆流性食道炎の人でも、薬を服用しながらこの寝方を続ければ、咳がすっと治ります。

傾斜をつけたうえで左側を下にして寝れば、かなり安心です。

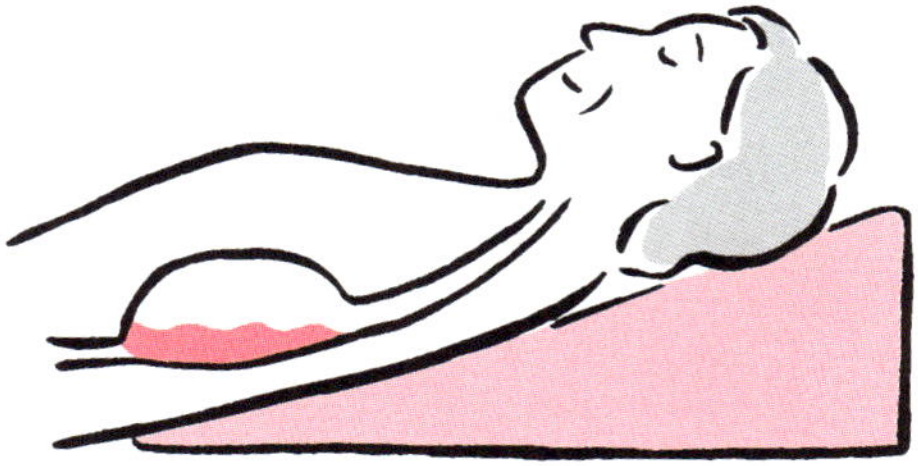

【上体を高くして逆流しにくくなった寝方】

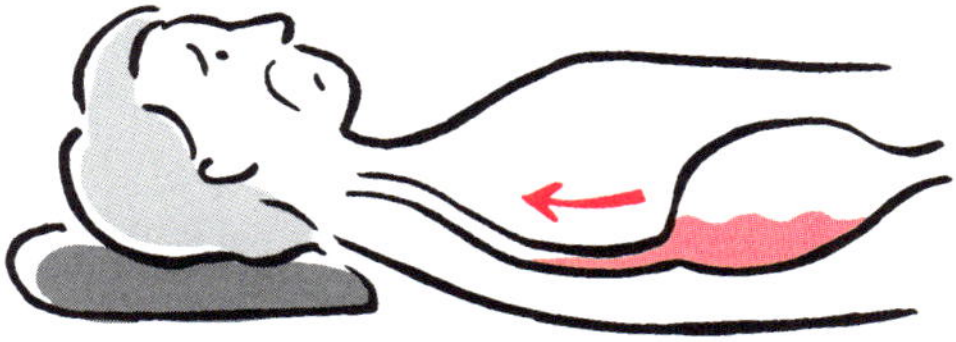

【逆流した酸に食道がさらされる寝方】

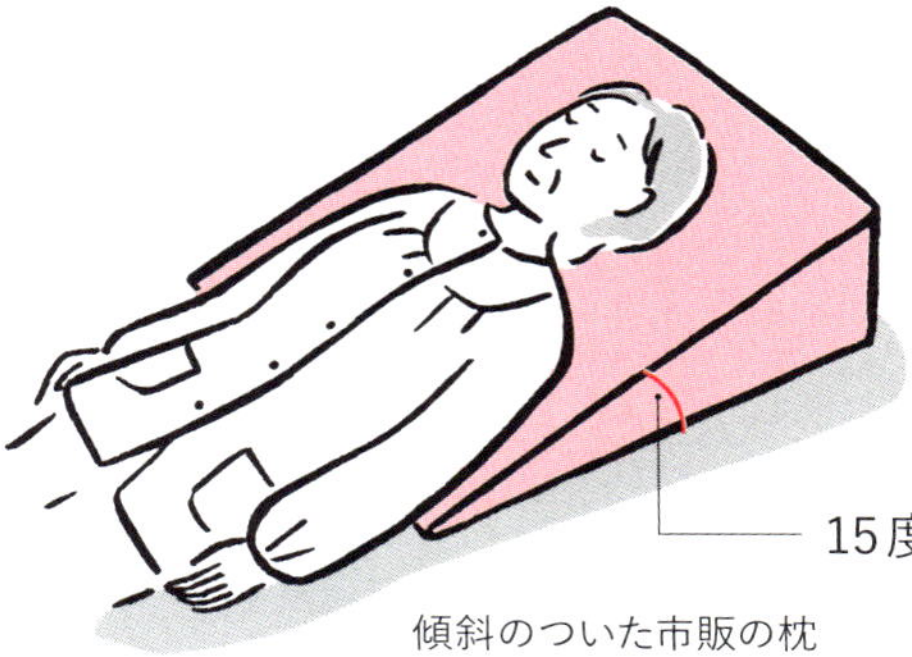

傾斜のついた市販の枕

改善策6

食事に意識を向ける

食事を大切にする気持ちから

仕事をしながら食べているときや、テレビに夢中になりながら食べているときに、「食事をしている」という意識が持てますか？　脳が「食事をしている」と認識しなければ、消化液が分泌されない可能性があります。

まずは、食事への向き合い方を見直してみましょう。「食事をおろそかにすること」も、胃食道逆流症の遠因と言えるからです。

「何かをしながら食べる」「急いで食べる」人が増えた現代社会では、落ちついて食べることが少なくなっています。よく噛《か》まずに飲み込み、食べた後にすぐ動くため、**胃が食べ物を消化する時間をいたずらに長く**しています。食事時間が不規則なこととあいまって、病気の原因になり得ると考えられます。ゆっくり30分以上時間をかけて食べるようにしましょう。

ストレスを食生活に持ち込まない

精神的なストレスをため込むことで、脳が刺激を求め、「やけ食い」「大食い」「大酒」「甘い物に走る」「刺激的なものを食べる」などの傾向が進み、胃食道逆流症を発症する、というケースが増えていると考えられます。

精神的なストレスをためないことは大切ですが、ストレスを刺激的な食生活で発散するのはやめましょう。特に、**激辛のもの、熱々のもの**は、食道に大きな刺激を与え、食道が「やけど」する原因にもなります。胃への負担も少なくありません。

食べ過ぎもいけません。「お腹いっぱい」を求めず、「腹八分」を心がけましょう。

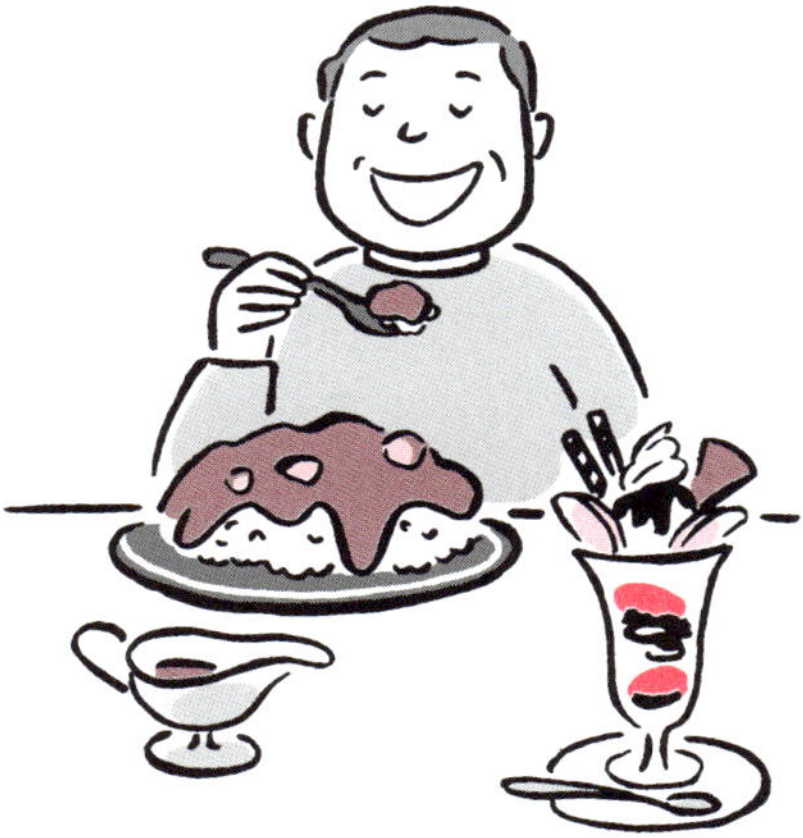

改善策7 消化を良くする食べ方をしよう

「よく噛むこと」を忘れない

「何を食べているのか」を意識しながら、よく噛《か》んで食べることが大切です。

よく噛めば、唾液《だえき》が出てきます。唾液には消化を助けるアミラーゼという酵素が含まれているので、**噛みながら唾液と食べ物をよく混ぜれば、消化を助ける**ことになります。一口で20回以上は噛むといいでしょう。

よく噛めば、食べているものの塊が小さくなります。小さければ小さいほど、胃の中での消化に時間がかからなくなります。逆に、大きなものを飲み込むと、大量の胃液が必要となり、消化に時間がかかってしまいます。

食べ物は、口の中でよく噛まれ、唾液と混じることで消化を促され、食道をスムーズに通り、胃で十分に消化されて、腸に送り込まれなければなりません。食事をおろそかにすると、これが体内できちんとおこなわれなくなるため、胃食道逆流症に限らずいろいろな病気を引き起こします。

しかも、**よく噛まずに食べると空気を大量に飲み込む**ために、ゲップが出やすくなります。

ゲップ時には下部食道括約筋がゆるみますから、逆流が起きやすくなります。

寝る前は食べない

食後は下部食道括約筋が一時的にゆるむ現象が起こりやすく、胃にものがたくさんあれば逆流もしやすくなります。そんなときに横になれば、より消化が悪くなり、逆流を促すだけでなく「胃もたれ」の原因にもなります。**食後、すぐに横になるのはやめましょう。**

体内の「消化液」は、一日のリズムを刻んでいます。**消化液がよく分泌され、それを使うように腸が動く時間帯は昼**です。夜にたくさん食べてしまうと胃腸が休めません。ですから**寝る3～4時間前には食事をすませる**こと。これだけで胃酸の量がまったく違います。

改善策8

塩分、糖、コレステロールを控えよう

「塩分」と胃食道逆流症の意外な関係

塩分の摂り過ぎは生活習慣病の原因になるため、「塩分控えめ」が大切なことはよく知られています。けれども、それだけではなく、塩分は胃食道逆流症とも関わりがあるのです。

塩分が多いと、食べたものが胃から排出されるまでの時間が長くなります。つまり、**胃の中で食べ物が停滞している時間が伸びる**ため、胃酸がそれだけ多く分泌されます。

そればかりか、塩分が多いと膵液《すいえき》や胆汁の分泌も増えて、十二指腸液の逆流も増える傾向があります。

塩も砂糖も危ない！

塩分が多いと、食道の粘膜が接する液体の浸透圧が高くなります。浸透圧が高くなると、食道が刺激され、胸やけなどの症状が現れます。

浸透圧を高くするのは糖分も同じなので、塩分も糖分も控えめを心がけましょう。

LDLコレステロールと食道裂孔ヘルニアの関係

「逆流性食道炎」と「食道裂孔ヘルニア」38ページの両方がある人は、「ＬＤＬコレステロール値が高い」「肥満である」「脂肪肝がある」率が高いことがわかっています。ですから胃食道逆流症でヘルニアを合併している人は、ＬＤＬコレステロール値が高くならないように気をつけてください。

ＬＤＬコレステロール値を下げるには、動物性の脂肪をなるべく避けること、また、コレステロール値が高い卵や魚卵なども食べ過ぎないことです。

肥満の人は体重を減らし、夜食をとったり、寝る直前に食べたり、深酒をしたりするのを控えましょう。

何をどう食べる？
毎日の工夫①

消化を早める食品ですっきり！

大根おろしや山いもをプラス

大切なのは、毎日の食習慣です。症状を起こさないよう、食事でできることがあります。まずは、鍵となる「消化」に焦点を当ててみましょう。

POINT

- 消化酵素の力を借りる
- 大根おろしは昔からの知恵
- 山いもは、別名「山薬」

消化が「良い」食品と消化を「早める」食品

「消化が良い」とは胃の中にとどまる時間が短く、早く腸に出ていくこと。その時間は食品ごとに違います。栄養素別では「炭水化物→タンパク質→脂肪」の順に長くなります。ただし、大きさも関係します。大きな肉の塊はなかなか消化されませんが、薄切りなら比較的早まります。実は調理法によっても差が出ます。

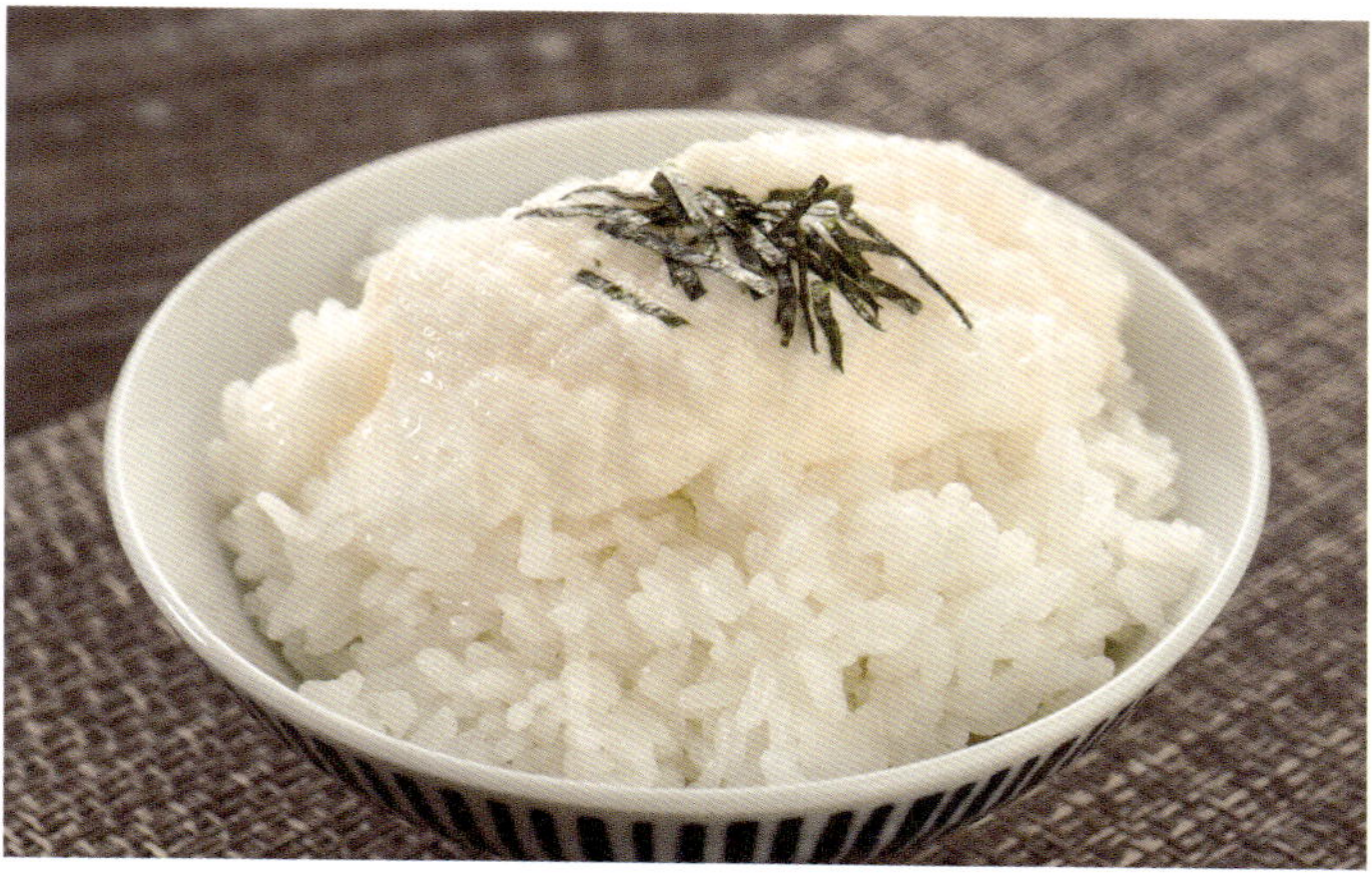

【山いも】

すりおろしたり、叩いたり細切りにして。削り節やしょうゆを少し合わせても。よく噛んで食べましょう

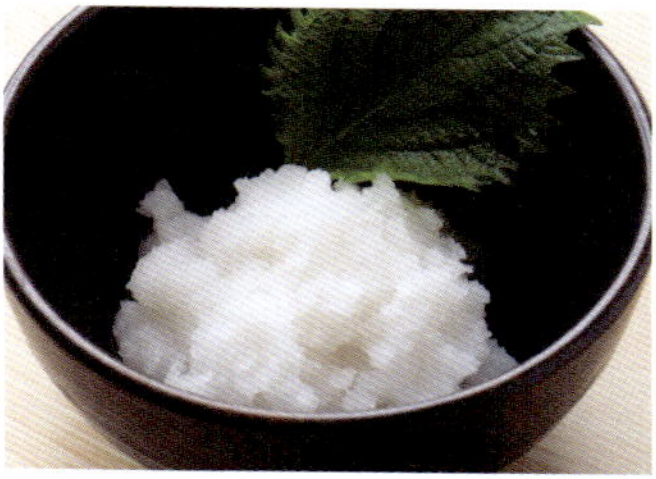

【大根】

大根おろしや大根サラダなど。刺身のツマも残さずに召し上がってください

単純に言えば「生→煮物→蒸し物→焼き物→揚げ物」の順に消化は遅くなります。

　症状を軽くするためには、消化の良い食べ物を、消化に良い調理法で食すのが基本です。とはいえ難しいときもあります。そこで「消化酵素」を含む食品を一緒に食べましょう。いわば、天然の消化剤です。

　その2大食品が大根と山いも。どちらも炭水化物、タンパク質、脂肪の消化酵素がたくさん入っています。

　火を通してもいいのですが、生のほうが「ジアスターゼ」という消化酵素が損なわれず、おすすめです。

　ぜひ意識して召し上がってください。胃の負担がグンと減ります。

何をどう食べる？
毎日の工夫②

食道を守るネバネバや乳製品

粘り成分プロテオグリカンが効果的

もう一つ大切なキーワードは「粘液」。食道の粘膜を守るために、とても重要な働きをします。これも、ごく身近な食品で補うことができます。

炎症の起きた粘膜を癒すとろとろ成分

胃液が出ると、不快な症状の原因となる胃酸もたくさん出ますが、胃液自体は消化を助ける大切なものです。胃を保護する粘液も含まれています。

ただし、胃酸だけが強くなり、粘液が出なくなると、胃壁が酸で溶かされて激しい痛みを引き起こすこともあります。

POINT

・粘膜を守る粘液が重要
・ネバネバ食品が粘液を作る
・朝の乳製品で快適なスタートを

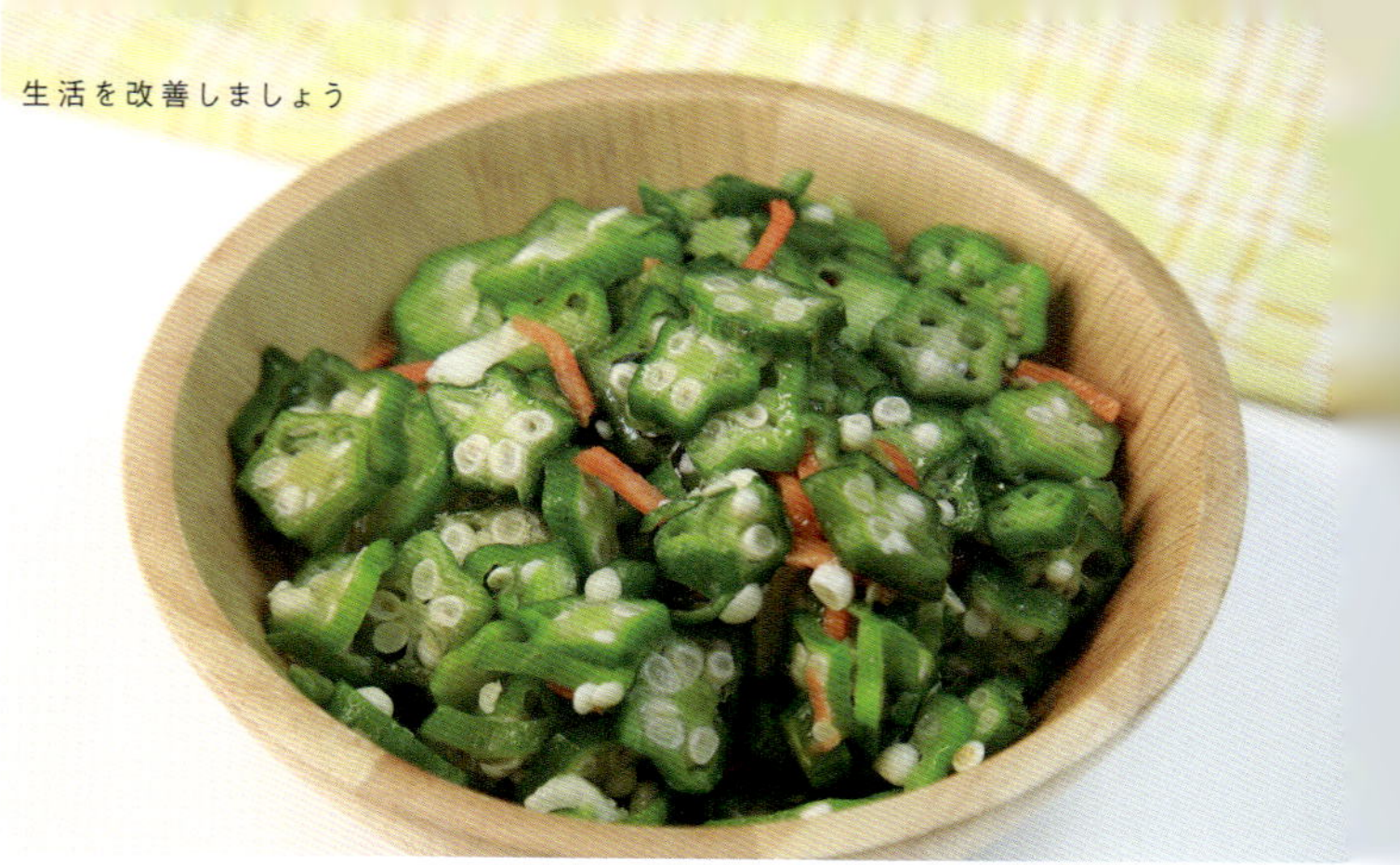

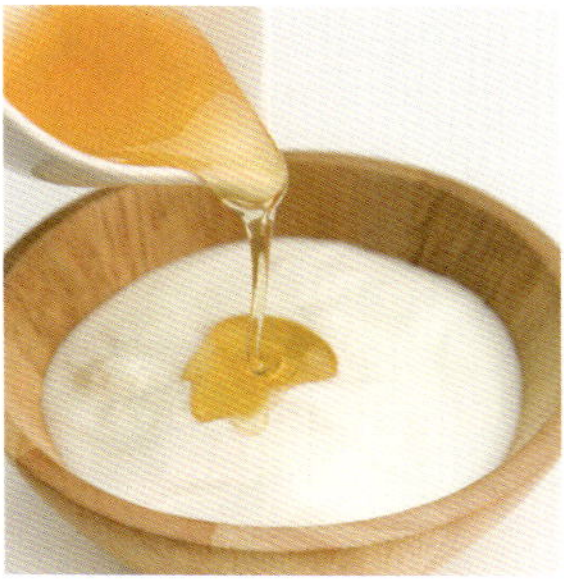

【ネバネバ食品】

オクラ、里いも、れんこん、モロヘイヤなど。山いももネバネバ食品の代表格です

【乳製品】

ヨーグルトは特にLG21乳酸菌がおすすめ。チーズなら酸味がなく、塩分や油脂分の少ないカッテージチーズなど

それを防ぐためには、粘液を出すものをたくさん食べましょう。おすすめしたいのが、多糖類とタンパク質が結合した物質「プロテオグリカン」。食品の代表格が「ネバネバ食品」です。特に胃が悪いときには、これを意識的に摂って粘液を作り、胃を守りましょう。

同じ働きをするのが、牛乳やヨーグルトなどの「乳製品」です。粘膜を守る膜を作り、胃酸による吐き気などを防ぎます。さらに、タンパク質が酸と固まることで、逆流を防ぎます。

朝起きたときには胃酸がたくさん出ているので、朝食に牛乳やヨーグルトを加えてみてください。

何をどう食べる？
毎日の工夫③

温かい食べ物で血流促進

お腹の冷えを改善するのがポイント

胃を正常に動かすためには、血流を良くすることが肝心です。そのためにできる手軽な方法、それは温かいものを食べること。これを意識するだけで、胃の働きがスムーズになります。

POINT

- 60℃の白湯《さゆ》を少しずつ飲む
- 冷めにくい料理を食べる
- 熱々は刺激になるので要注意

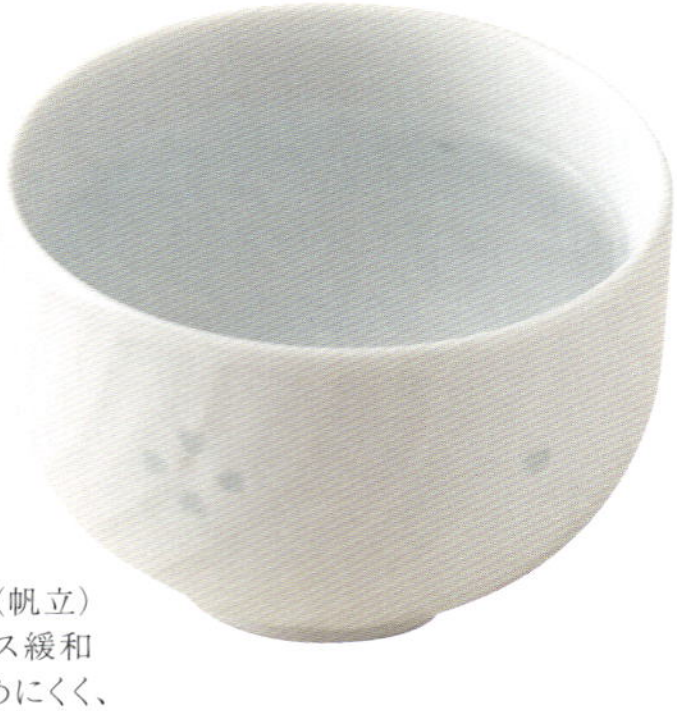

【白湯】
60℃の白湯。干し貝柱（帆立）を少し入れるとストレス緩和にも。葛湯にすると冷めにくく、とろとろ効果もあり

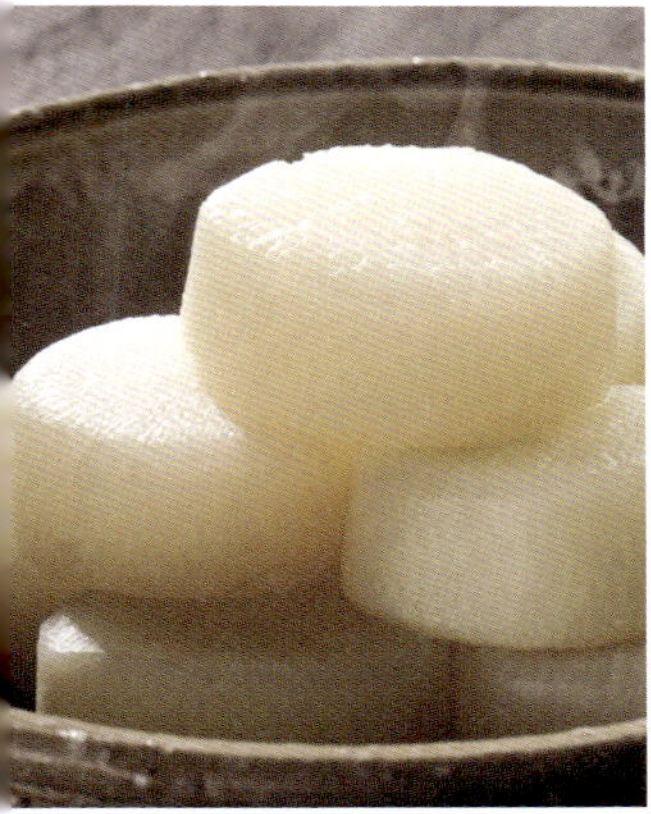

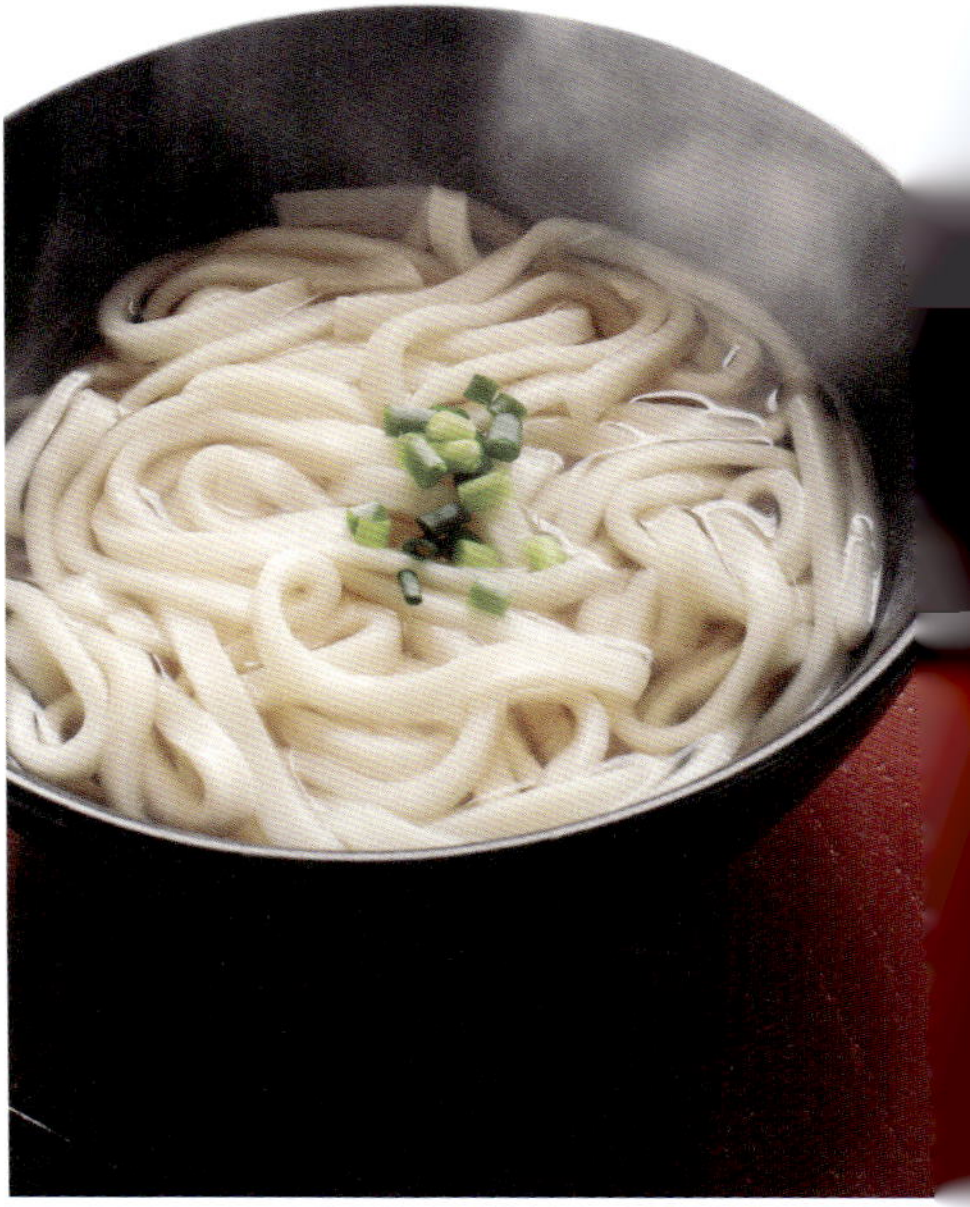

【冷めにくい料理】
おでんや風呂吹き大根は大きいので温度が保たれます。あっさりしたうどんも体を温めます

ほかほかの料理で胃に血液を集める

胃食道逆流症の人は、血流が悪くなっている可能性があります。また、ストレスによって消化器系に血液がいきにくくなるという説もあります。そうなると、スムーズに消化されません。温かい料理や飲み物で体を温めて血流を良くしましょう。

最も簡単な方法が、白湯を飲むことです。ただし、熱すぎると刺激になるので、60℃のほんのり熱いくらいがベスト。食前に少しずつ飲むと胃が動き始めます。

冷めにくい料理も効果的です。

何をどう食べる？
食材選び①

積極的に摂りたい食品

食べ物で症状を緩和する

消化を助ける大根や山いも、胃の粘膜を守るネバネバ食品や乳製品。ほかにも、胃食道逆流症に良いとされる食品はたくさんあります。

胃の粘膜を保護する
ビタミンU

キャベツなどに含まれるビタミンUには粘膜の保護作用があり、潰瘍を治す抗酸化作用が認められています。朝、これらの野菜を食べたり、ジュースにして飲んだりすることで、炎症の起きたところが修復される効果が期待できます。

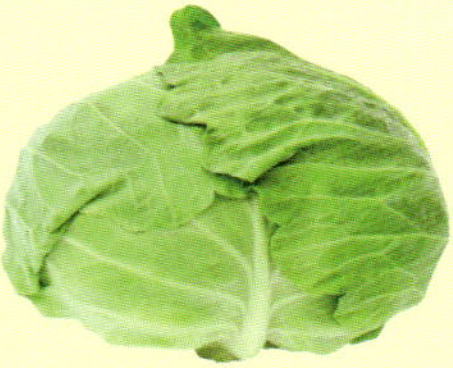

【キャベツ】

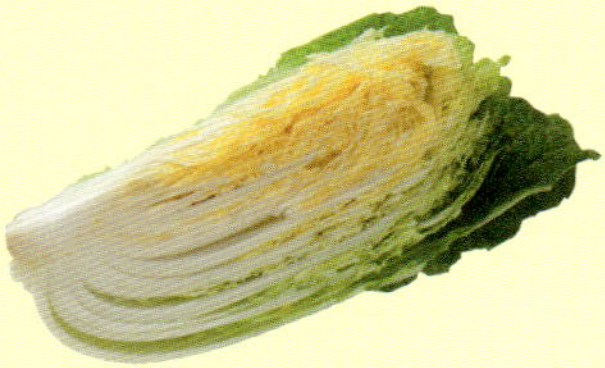

【白菜】

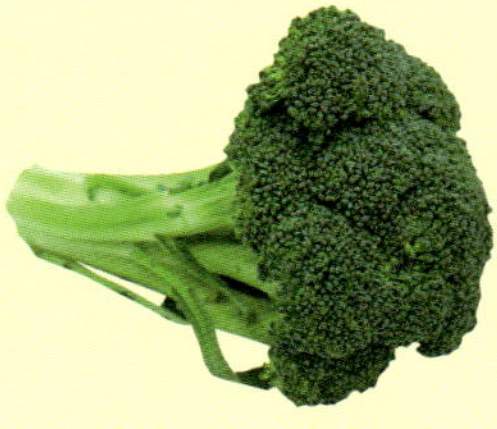

【ブロッコリー】

胃壁を守る
ペクチン

胃壁を守るにはペクチンも有効です。特にりんごはペクチンだけでなくポリフェノールも含み、抗酸化作用とともに、胃酸の分泌を抑えるとされています。

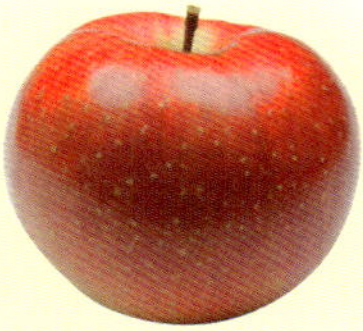

【りんご】

細胞の炎症を抑える
カロチン

細胞膜の材料となるビタミンＡを含み、抗酸化作用もあるため、細胞の炎症を抑えます。

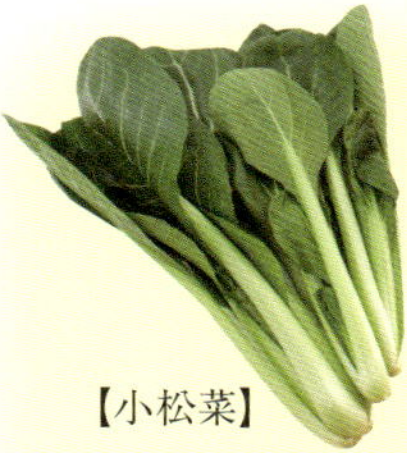

【小松菜】

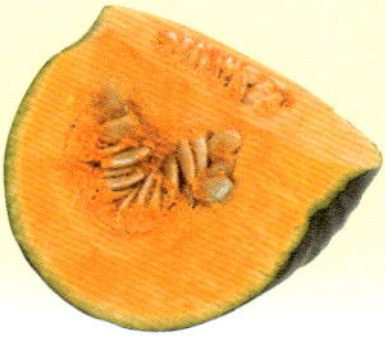

【かぼちゃ】

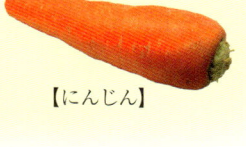

【にんじん】

治癒を促進する
亜鉛

タンパク質の消化に必要な亜鉛を多く摂ると、治癒の促進につながります。蟹、牡蠣、牛肉（脂身のない部位を少量）などを、蒸す、煮込む、ほぐし身やひき肉を使うなど、消化の良い方法で。

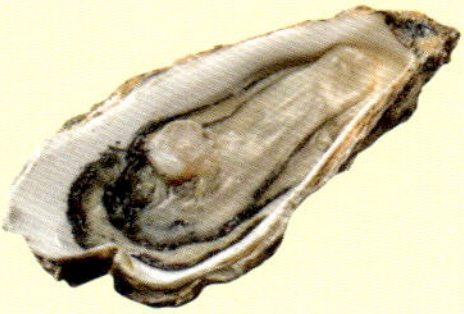

【牡蠣】

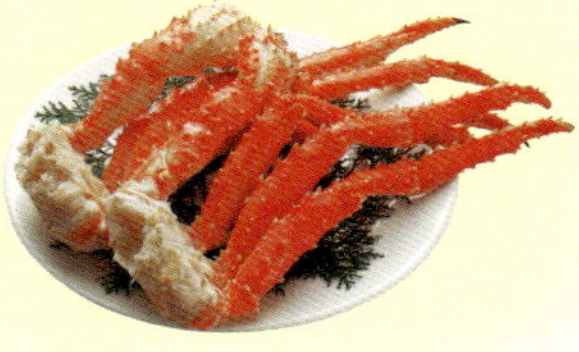

【蟹】

ネバネバになる
炭水化物

でんぷん質の多いものは水を加えて加熱すると、ネバネバ状態になります。おかゆ状になった米は粘膜保護に役立ちます。じゃがいもは煮物や、よくゆでて潰すと有効です。春雨も柔らかめに煮てください。

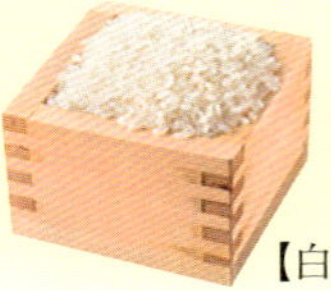
【白米】

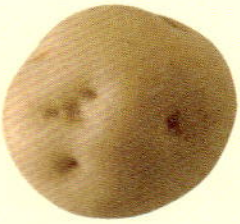
【じゃがいも】

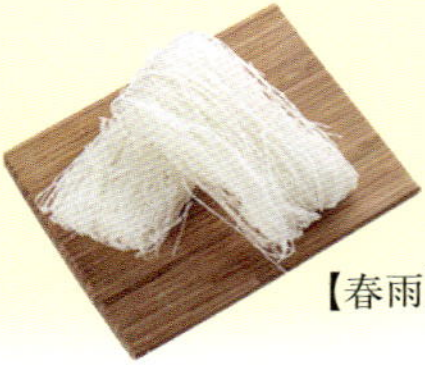
【春雨】

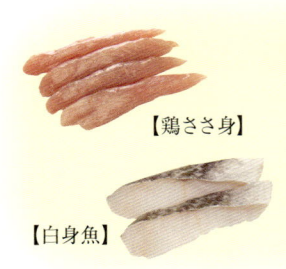

【鶏ささ身】

【白身魚】

脂肪が少ない
肉・魚

肉は刺激や脂肪が少ない鶏ささ身がおすすめ。それ以外の肉も脂身の少ない部位のひき肉や薄切り肉なら消化を妨げません。魚は白身など、やはり脂肪の少ないものを。煮物や蒸し物が安心です。

脂肪が少ない
その他タンパク質

大豆製品では豆腐が消化に良く、胃に刺激を与えません。煮物や湯豆腐、汁物や白和えで召し上がってください。卵は半熟にゆでたものが最も消化時間が短くてすみます。
ゼラチンも実はコラーゲンに通じるタンパク質で、食すると糖タンパクが増えて細胞増殖につながることがわかっています。牛乳やヨーグルトなどの乳製品でゼリーなどを作るといいでしょう。

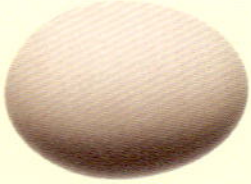
【卵】

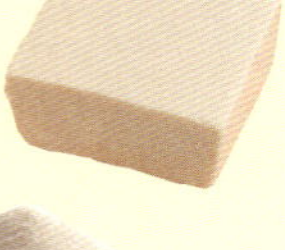
【豆腐】

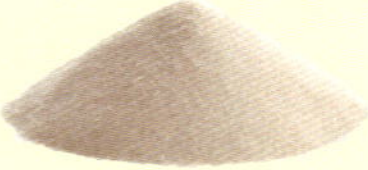
【ゼラチン】

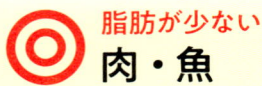

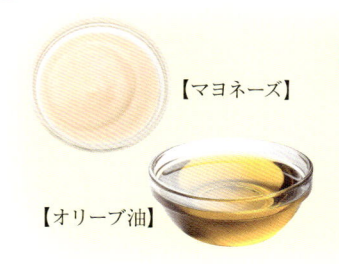

【マヨネーズ】

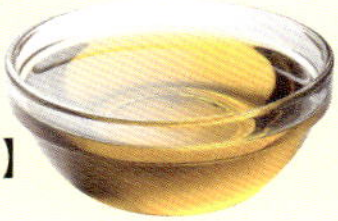

【オリーブ油】

刺激を与えない
脂質

注意が必要な脂質ですが、オリーブ油など刺激の少ないものや、消化されやすい乳化脂肪（バター、生クリーム、マヨネーズ）は、少しであれば大丈夫です。

胃腸薬に使う
香辛料、ハーブ

刺激の強い香辛料やハーブは避けるべきですが、なかには有効とされるものもあります。シナモン、フェンネル、クローブ、タイムは胃腸薬として使われています。また、ゲップや胸やけには山椒がいいとされています。切山椒という餅菓子もあります。

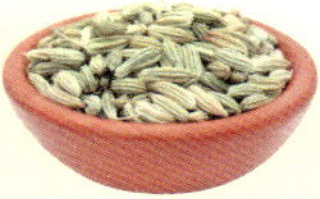

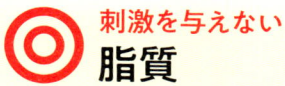

【フェンネル（茴香《ういきょう》）】

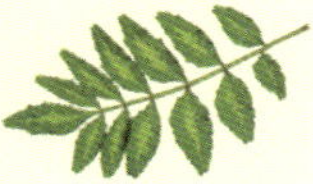

【山椒】

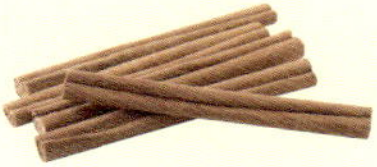

【シナモン（肉桂《にっき》）】

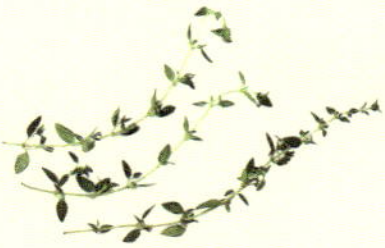

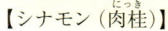

【タイム】

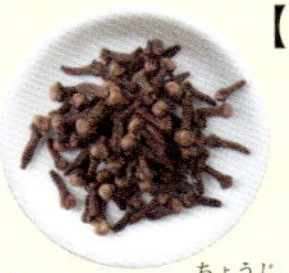

【クローブ（丁子《ちょうじ》）】

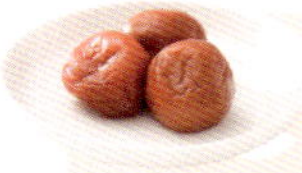

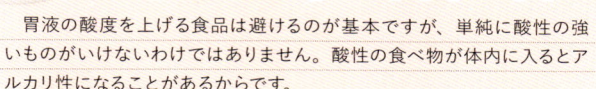

梅干しはいい？　悪い？

胃液の酸度を上げる食品は避けるのが基本ですが、単純に酸性の強いものがいけないわけではありません。酸性の食べ物が体内に入るとアルカリ性になることがあるからです。

たとえば塩分の強いもの。その代表格が「梅干し」です。梅干しは強い酸性ですが、ナトリウムが多いため体内ではアルカリ性になります。塩分の摂り過ぎには注意が必要ですが、塩分13％の梅干し1個（種を除いて15g程度）に含まれる塩分は2gです。

酸っぱい梅干し。一見ダメなようですが、有効な食材の一つです。

注意したい食品

悪化する元凶を知ろう

症状の出方には個人差があります。少し食べて症状が出るようなら避ける、出ないようなら早めの時間帯によく噛んで食べるなど、試してください。

✕ 脂肪の多い 肉、魚

脂肪分の多い食事をすると、下部食道括約筋がゆるんだり、胃酸が増えたりします。これは、脂肪がほかの栄養素に比べて消化されにくいからです。さらに、胃だけではなく十二指腸や小腸での停滞時間も長いので、胃液だけでなく膵液や胆汁などの分泌も必要となり、消化管にかなりの負担がかかります。

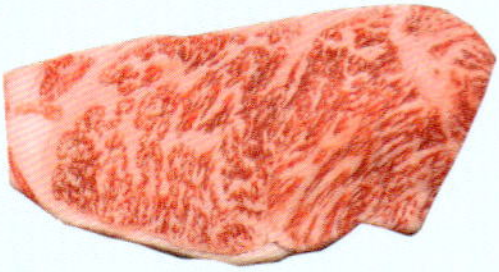

【霜ふり肉】

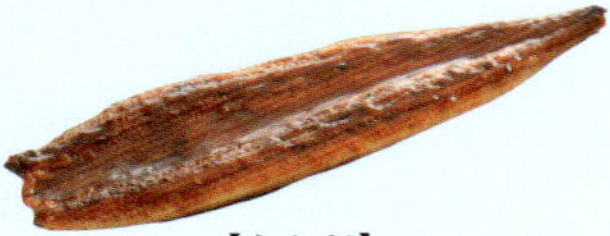

【うなぎ】

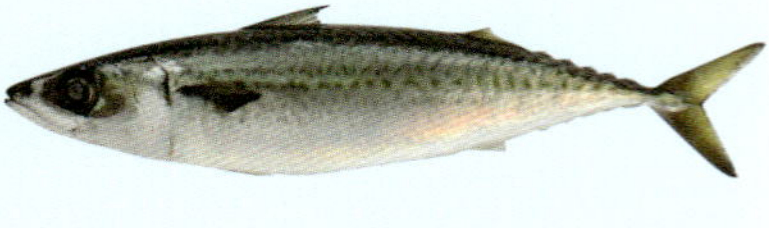

【青魚】

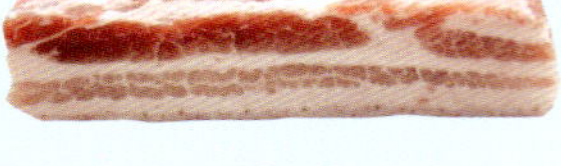

【バラ肉】

✕ 繊維の多い
穀類、野菜

食物繊維が多いものは消化に時間がかかり、胃腸での停滞時間もかかると考えられています。しかし、量を控えめにしたり、柔らかく煮たりするなど、調理方法によっては食べてもいいでしょう。

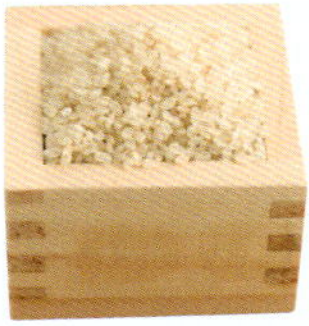

【玄米】

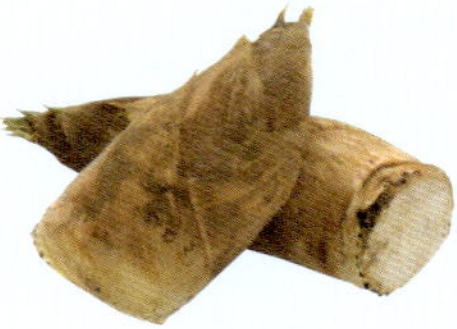

【たけのこ】

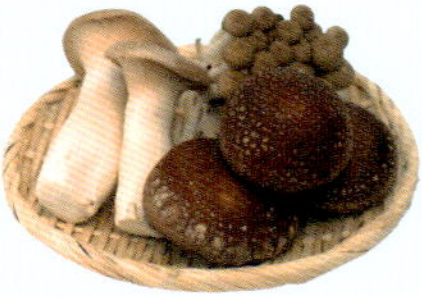

【きのこ】

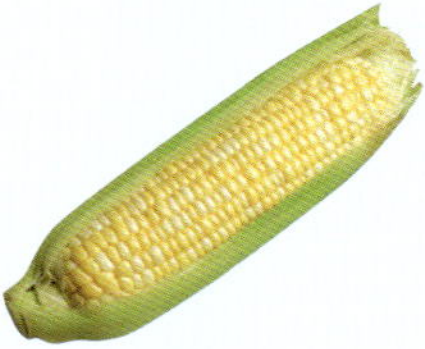

【とうもろこし】

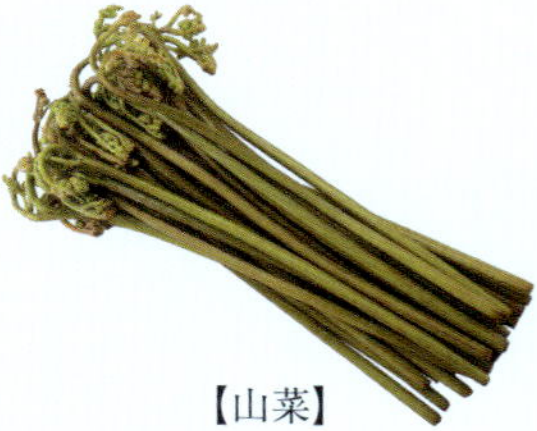

【山菜】

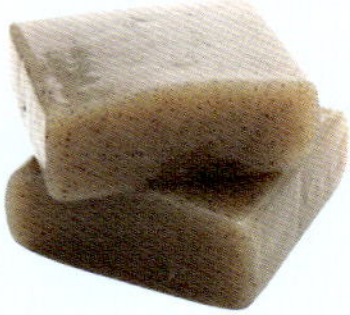

【こんにゃく】

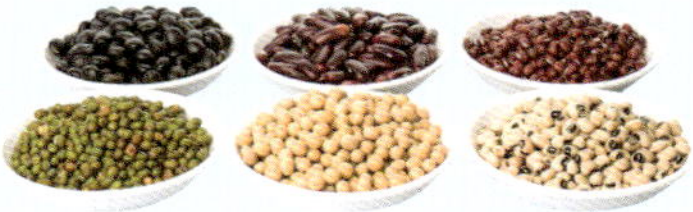

【硬い豆】

×刺激の強い 香辛料、香味野菜

唐辛子やからしなどの刺激物は胃酸の分泌を促進します。香味野菜は、火を通せば大丈夫です。

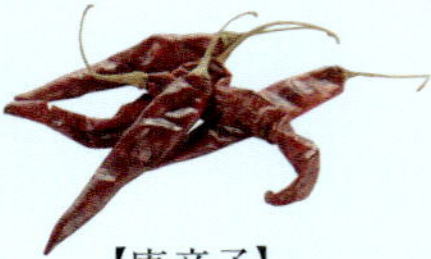

【唐辛子】

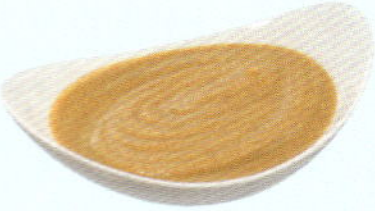

【からし】

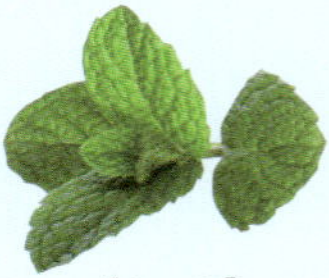

【ミント】

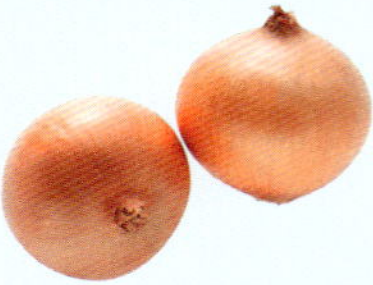

【玉ねぎ（生）】

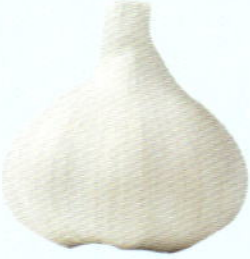

【にんにく（生）】

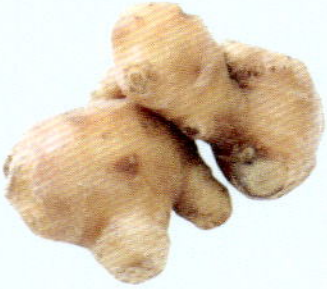

【しょうが（生）】

×酸度の高い 果実・野菜、酢

酸度の高いものは胃液の分泌を過剰にします。

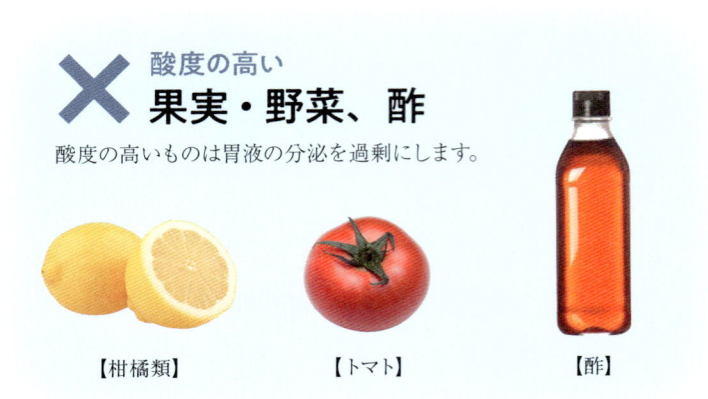

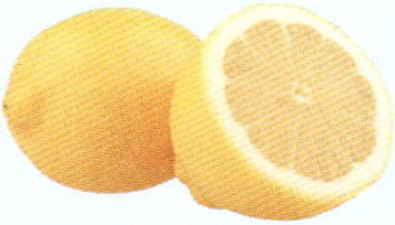

【柑橘類】

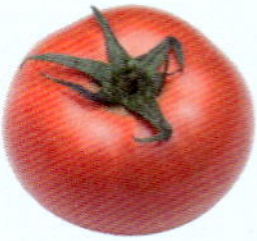

【トマト】

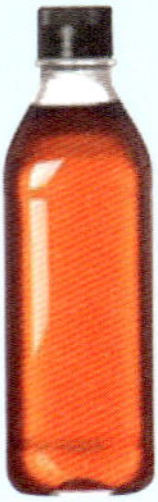

【酢】

✕ 硬くなる 魚介類

たこ、いか、貝類など調理によって硬くなる食品、噛み切れず飲み込んでしまうものは消化に時間がかかり、胃液の分泌を促します。

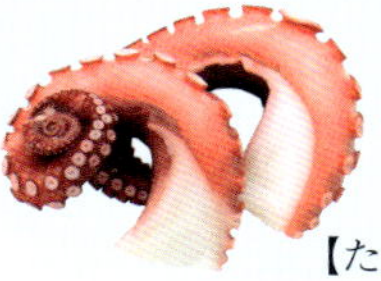

【たこ】

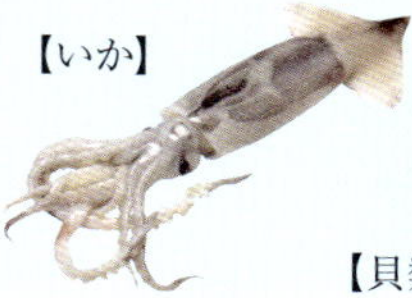

【いか】

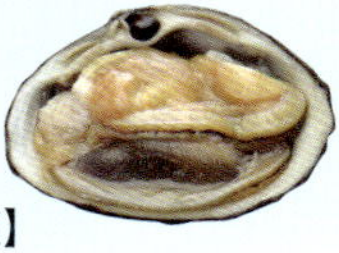

【貝類】

✕ 甘すぎる お菓子

甘すぎるお菓子は胃に刺激を与えます。特にチョコレートは油脂も多いため、胃の中での滞留時間が長いのです。あんこを使った和菓子も糖分が多く、浸透圧が高くなりやすいので避けましょう。

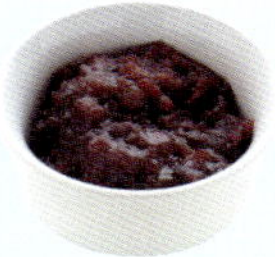

【あんこ】

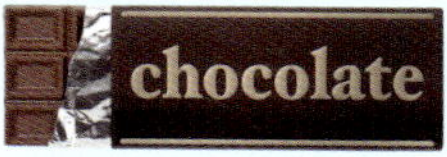

【チョコレート】

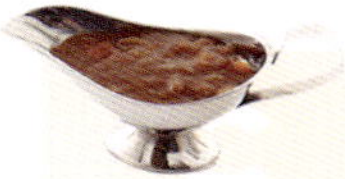

カレーはダメではない!?

刺激が強いので「カレーライスはよくない」という声もあります。しかし、避けるべきは唐辛子ですから、「辛口」ではなく「甘口」なら問題はありません。むしろ、胃腸にいい香辛料が入っている場合もあります。

カレーに入っている玉ねぎは、生では炎症を起こしやすくなりますが、火を通すと糖になって体を整える働きをします。にんにくやしょうがも生では胃を荒らしますが、火を通せば大丈夫です。

おすすめ・要注意ドリンク

温度も大切。熱すぎず、冷たすぎず

症状の緩和に有効な飲み物、避けてほしい飲み物を挙げます。

粘膜を守る
牛乳

胃腸の粘膜を刺激しにくい、乳化した脂肪としておすすめ。ビタミンＵも含まれます。体調の悪いとき、胸やけがするときにも試してください。外食の前にも飲むと安心です。

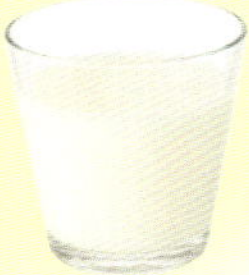

【牛乳】

消化酵素を含む
甘麹

麹にはほとんどの食品を消化する分解酵素が含まれているので、でんぷんや脂肪の消化も助けます。ただし、料理などに使う塩麹ではなく、甘麹にしましょう。甘酒にしたり、牛乳に甘麹を入れたりすると症状が楽になります。乾燥麹ではなく、生麹がおすすめです。

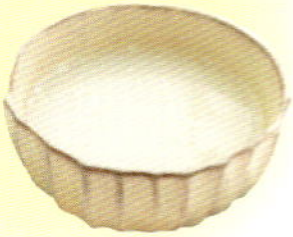

【甘酒】

カフェインのない
ハーブティー

いろいろな種類がありますが、胃薬にも使われるフェンネルシードのお茶はゲップが出そうなときに良いとされています。ルイボスティーも紅茶の代わりにおすすめです。

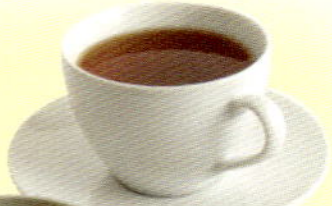

【ルイボスティー】

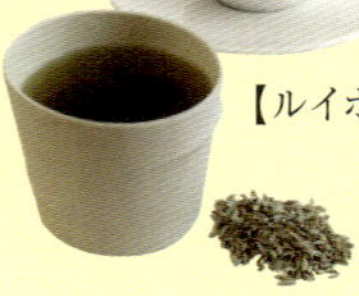

【フェンネルシードティー】

✕ 膨満感の原因になる 炭酸飲料

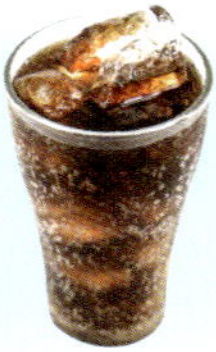

ゲップが出やすく、それによって逆流が起きやすくなります。また、膨満感など、食後の不快感につながります。

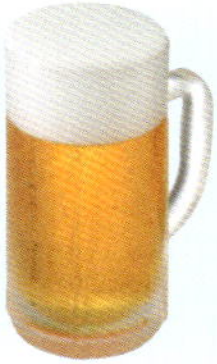

✕ 食道を刺激する アルコール

アルコールは食道が酸にさらされる時間を長くし、症状を悪化させます。また、粘膜への刺激や、血管拡張作用など、悪影響を及ぼします。

✕ 胃液の分泌を促す カフェイン

胃に刺激を与えて、胃液の分泌を促進します。コーヒーだけでなく紅茶やスタミナドリンクにも含まれているので注意しましょう。

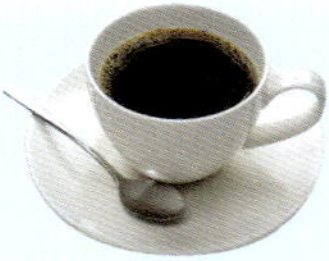

【コーヒー】

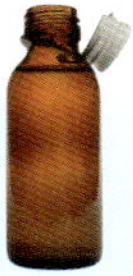

【スタミナドリンク】

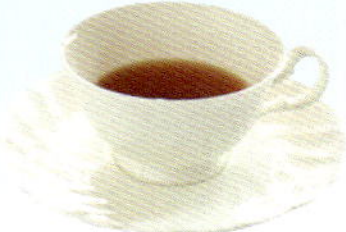

【紅茶】

朝のオレンジジュース

空腹時にも胃液は出ています。そんなときに酸っぱいジュースを飲むと逆流を引き起こしてしまいます。特に胃酸過多の人が低血糖になると胃酸が出てくることがあります。そういう人は朝起きたときに胃酸がたくさん出ているので、柑橘類は避けてください。オレンジジュースなどを飲むと吐いてしまう危険があります。

寝起きに限らず、何も食べていないときに胸やけがあれば、柑橘類は摂らないほうがいいでしょう。

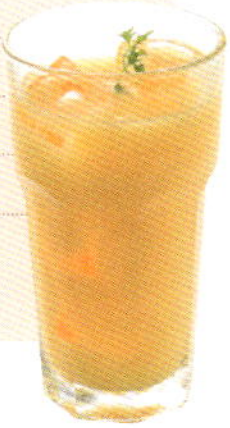

消化に良い・悪い調理法

「焼くより煮る」「みそより塩」と覚えよう

調理法によって胃にとどまる時間に差があります。鯛と卵の例で見てみましょう。

鯛

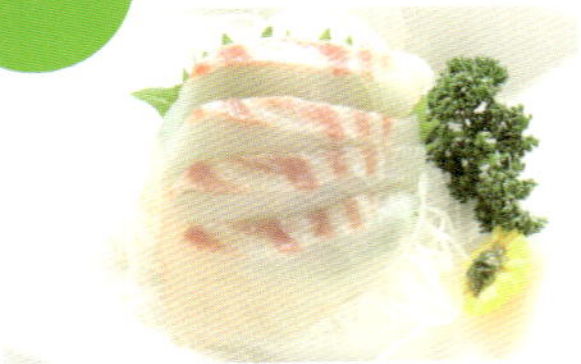

【刺身】 2時間45分

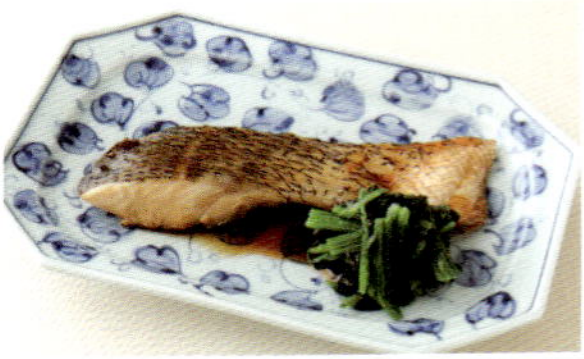

【煮つけ】 3時間

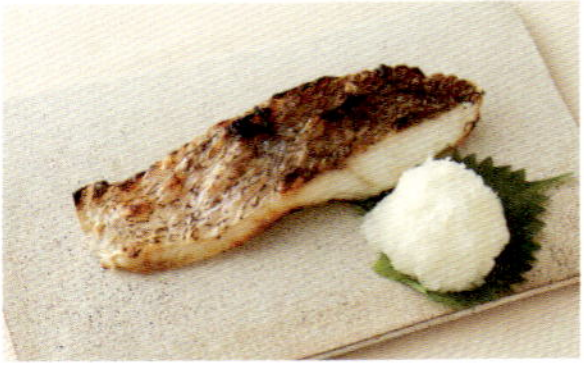

【塩焼き】 3時間15分

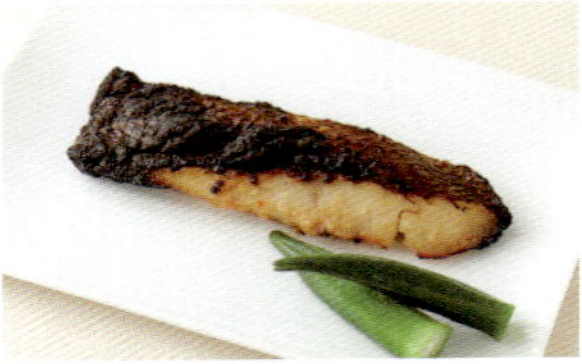

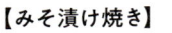

【みそ漬け焼き】 3時間30分

◎ ↕ ×

胃内滞留時間(100g)

卵

水から入れて
6分ぐらい

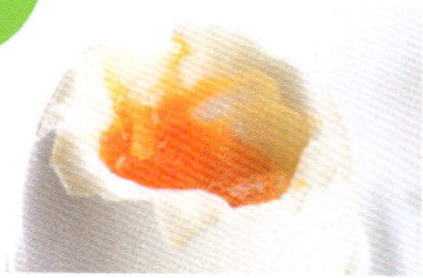

◎

【半熟卵】　1時間15分

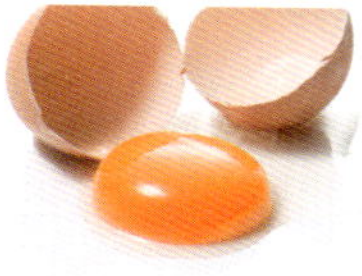

【生卵】　2時間30分

半熟と固ゆででは
消化にかかる時間
がこんなに違う！

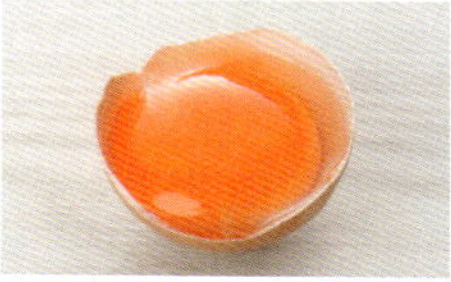

【卵黄】　2時間45分

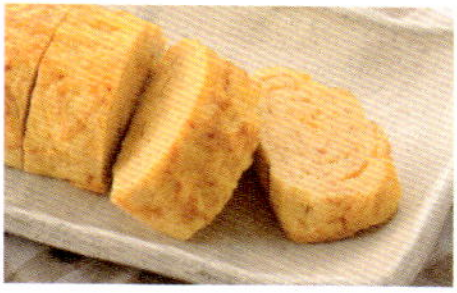

【卵焼き】　3時間

水から入れて
10分ぐらい

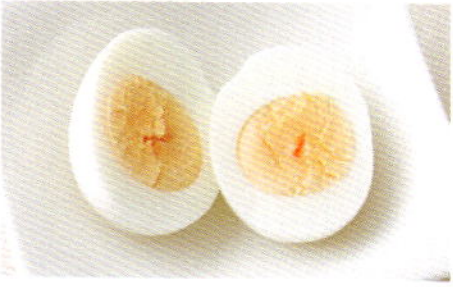

【固ゆで卵】　3時間15分

×

胃内滞留時間（100g）

※出典　湯川玄洋：日本消化器学会雑誌, 1962

外食メニューの上手な選び方

お店のメニューにもお助け料理あり

ジャンルごとに注意すべきポイントを押さえましょう。

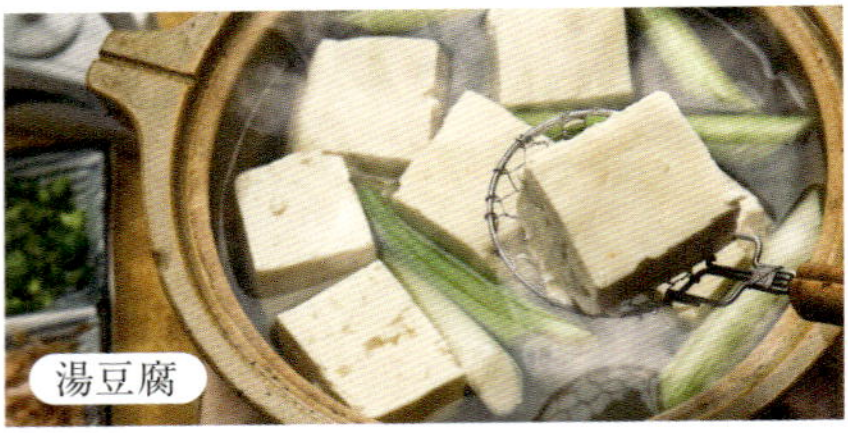
湯豆腐

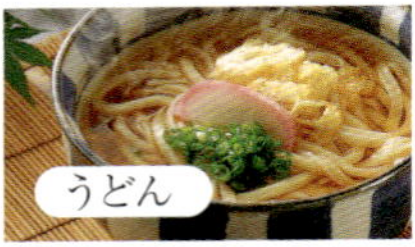
うどん

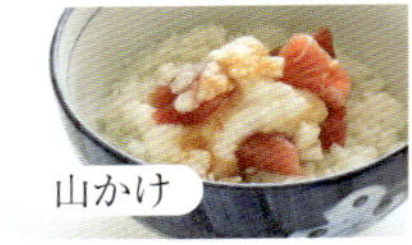
山かけ

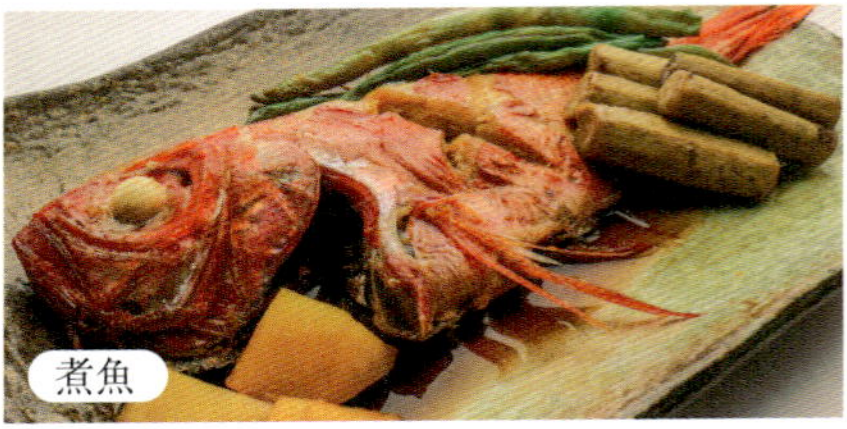
煮魚

和食

とろろや大根おろしが消化剤の代わりになる

すった山いもや大根おろしがメニューにあれば、一緒に召し上がってください。消化を助けてくれます。あんかけなどとろとろした料理も胃の粘膜を守ります。とんかつや天ぷら、すき焼きなど高脂肪のものを避け、塩分の高い料理にも注意してください。素材の味やだしの旨みを活かした料理は、油や塩気が少なくてもおいしく感じられます。

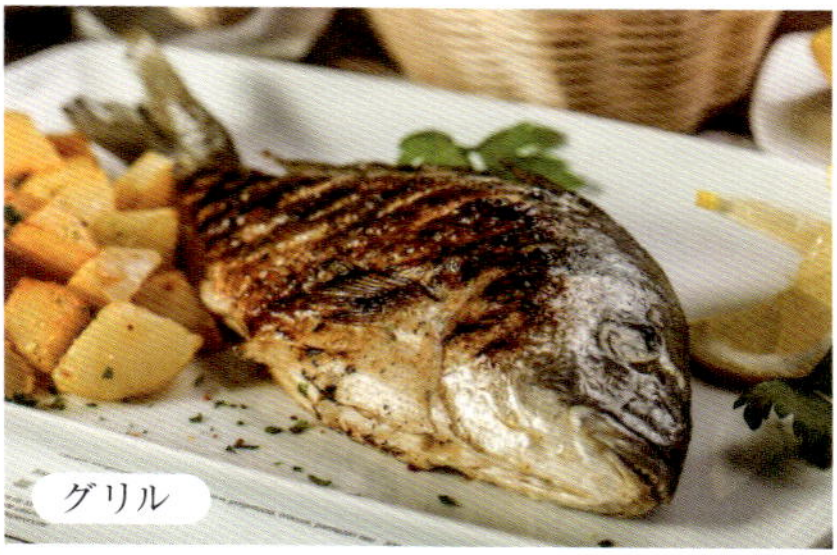
グリル

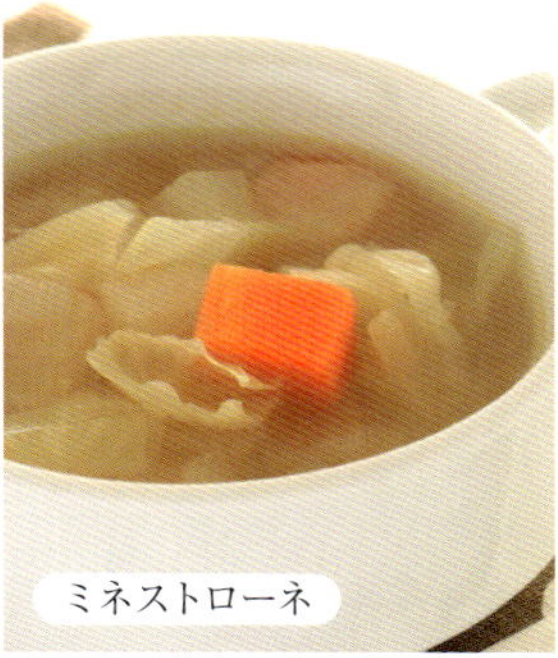
ミネストローネ

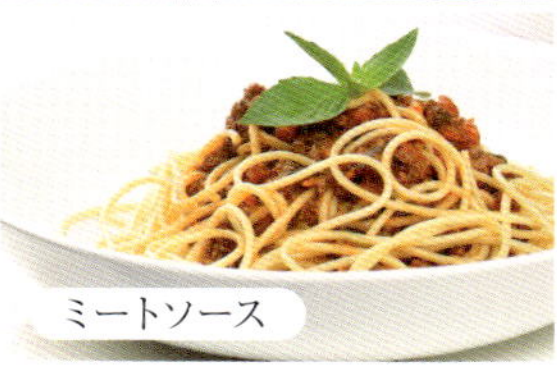
ミートソース

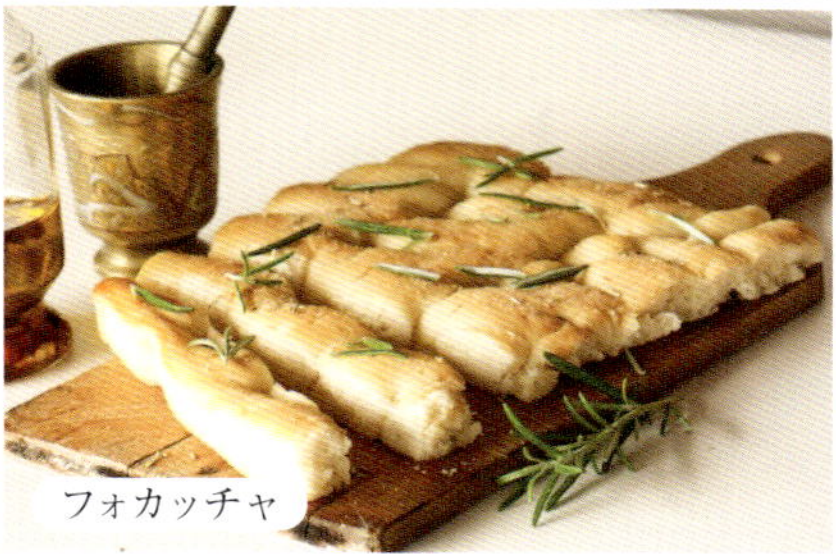
フォカッチャ

イタリアン

酸味の強すぎないもの
グリル料理が狙い目

和食と同様、ヘルシーな料理として世界的に人気のある地中海料理ですが、逆流の症状がある場合には、大量のトマトやレモンを使った酸っぱいメニューは避けたほうが無難です。サラダのビネガーにも要注意。

オリーブ油は比較的刺激が少ないのですが、大量に摂るとよくありません。

よく煮込んだスープやひき肉ソース、余計な脂が落ちるグリルなどを選びましょう。フォカッチャをよく噛《か》んで食べると満腹感も得られます。

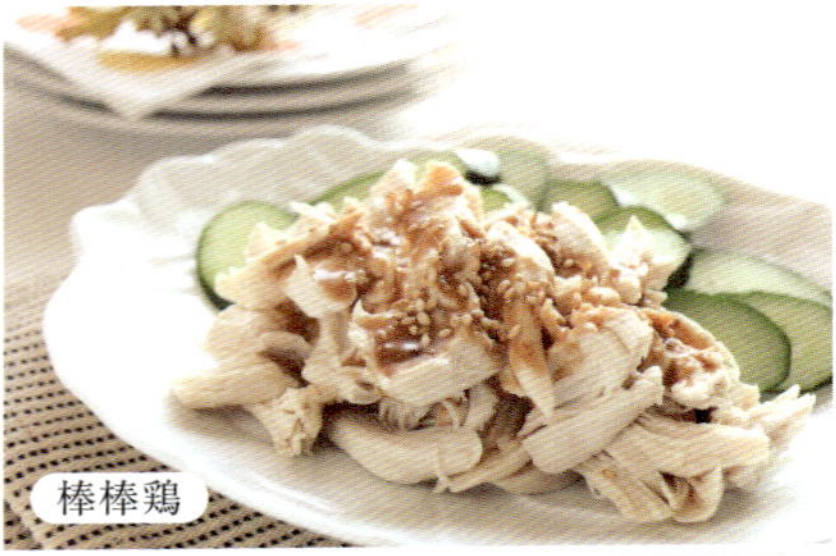
棒棒鶏

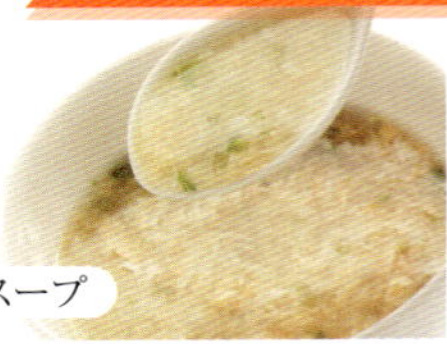
卵スープ

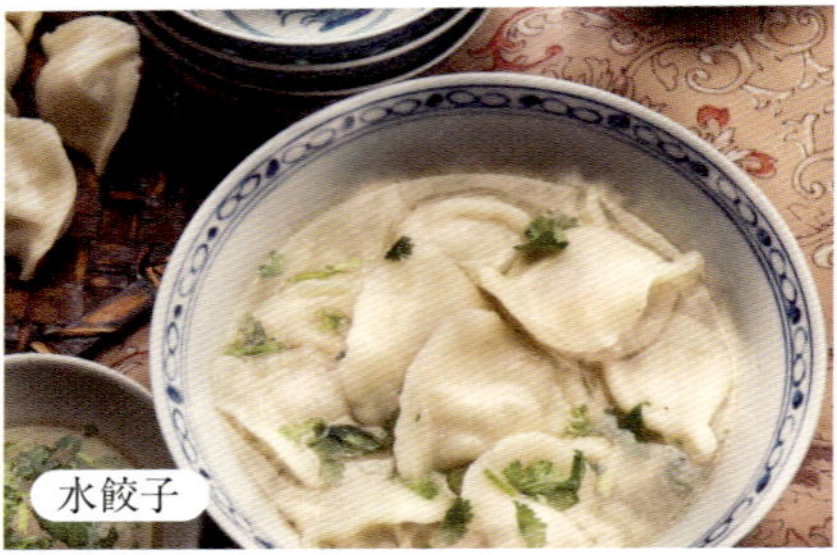
水餃子

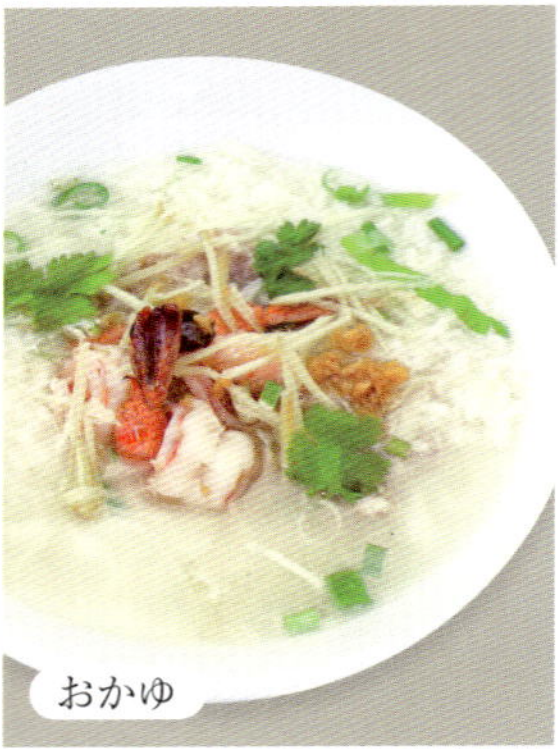
おかゆ

中華料理

油の量と辛いもの ツルツル早食いに注意

こってりしたメニューの多い中華料理。焼き餃子より水餃子やワンタン、揚げた油淋鶏《ユーリンチー》より蒸した棒棒鶏《バンバンジー》など、あっさりしたメニューを選んでください。チャーハンや焼きそばなど、炒めたものにも大量の油が使われています。揚げもの以外でも「油通し」といって下ごしらえに食材を素揚げする場合があります。

また、唐辛子など刺激の強いもの、ラーメンや焼きそばなどよく噛まずに食べてしまう習慣のあるものにも気をつけましょう。

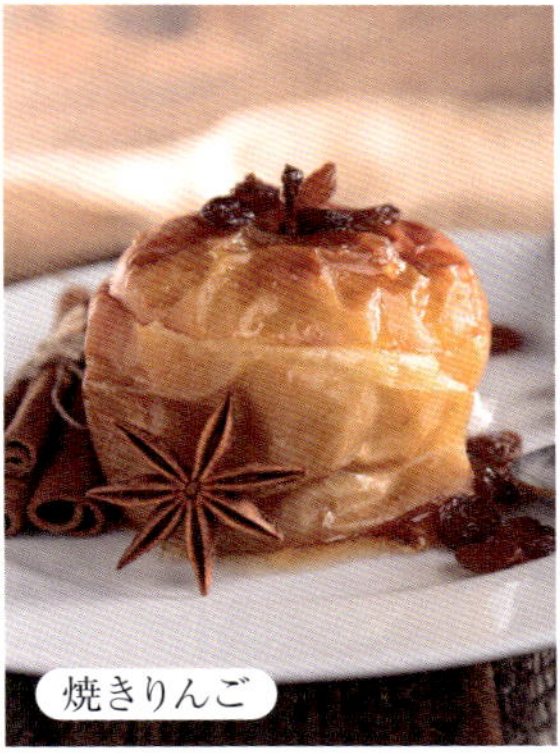

焼きりんご

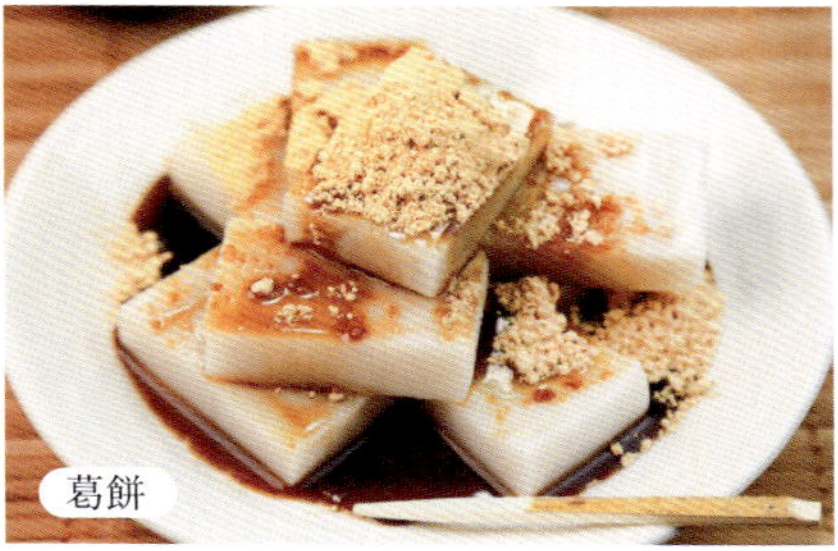

葛餅

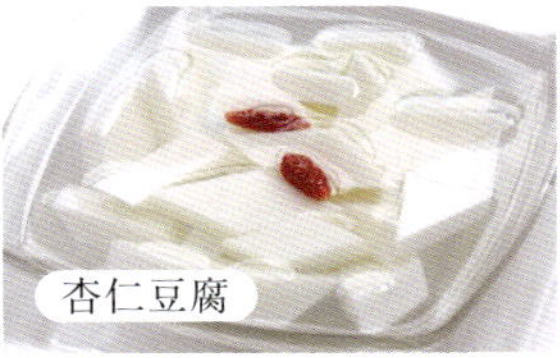

杏仁豆腐

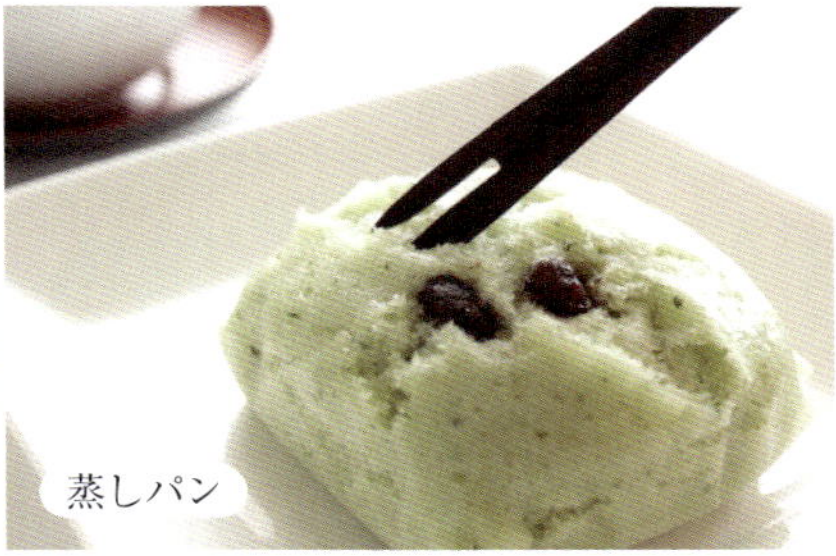

蒸しパン

デザート

フルフルのゼリー系や ふんわりお菓子を

甘すぎるもの、チョコレートや高脂肪のクリームをたくさん使ったもの、柑橘類は症状を悪化させます。

蒸しパンやカステラのようなシンプルなもの、ミルクやヨーグルトのゼリー、プリン、和菓子ならとろっとした葛餅などがいいでしょう。胃壁を守るりんごと胃腸薬に使われるシナモンを合わせた焼きりんごもOKです。

ドリンクはコーヒーや紅茶、炭酸を控えて、ホットミルクや刺激のないハーブティーにしましょう。

何をどう食べる？
改善レシピ

家族も満足する健康レシピ

アレンジしやすく、続けられる！

胃を守りつつ、おいしくて食べごたえがあり、症状のない方にも喜ばれる。シンプルで作りやすく、他のおすすめ食材でも応用しやすいレシピです。ストレスなく毎日続けられるように、まず、この料理を覚えましょう。

薄切り肉で消化に配慮した
フランス料理

ポトフ

材料（2人分）

豚薄切り肉………200g
塩………少々
じゃがいも………1個（100g）
玉ねぎ………1/2個（100g）
白菜………1枚（100g）
にんじん………1/2本（60g）
ブロッコリー………2房（30g）
オリーブ油………適量
ローリエ………2枚
白ワイン………大さじ2
固形スープの素………1個

作り方

1 豚肉は5cm幅に切り、塩をふる。
2 じゃがいもは一口大に切り、水に浸してアクを抜く。玉ねぎはくし形に、白菜は5cm幅に、にんじんは小さめの乱切りにし、ブロッコリーは一口大に切り分ける。
3 鍋にオリーブ油を中火で熱し、豚肉を炒める。肉の色が変わったらブロッコリー以外の野菜と、材料が隠れる程度の水、ローリエ、白ワイン、スープの素を加えて、煮立ったら弱火にし、15分煮る。
4 じゃがいもが柔らかくなったらブロッコリーを加え、緑の色が冴えるまで3分ほど煮る。

ポイント

▶塊肉を使わず、消化の良い薄切り肉で
▶塩は肉の下味のみ。ハーブの風味で、塩分控えめでもおいしい
▶お好みで薬効のあるフェンネルを加えても

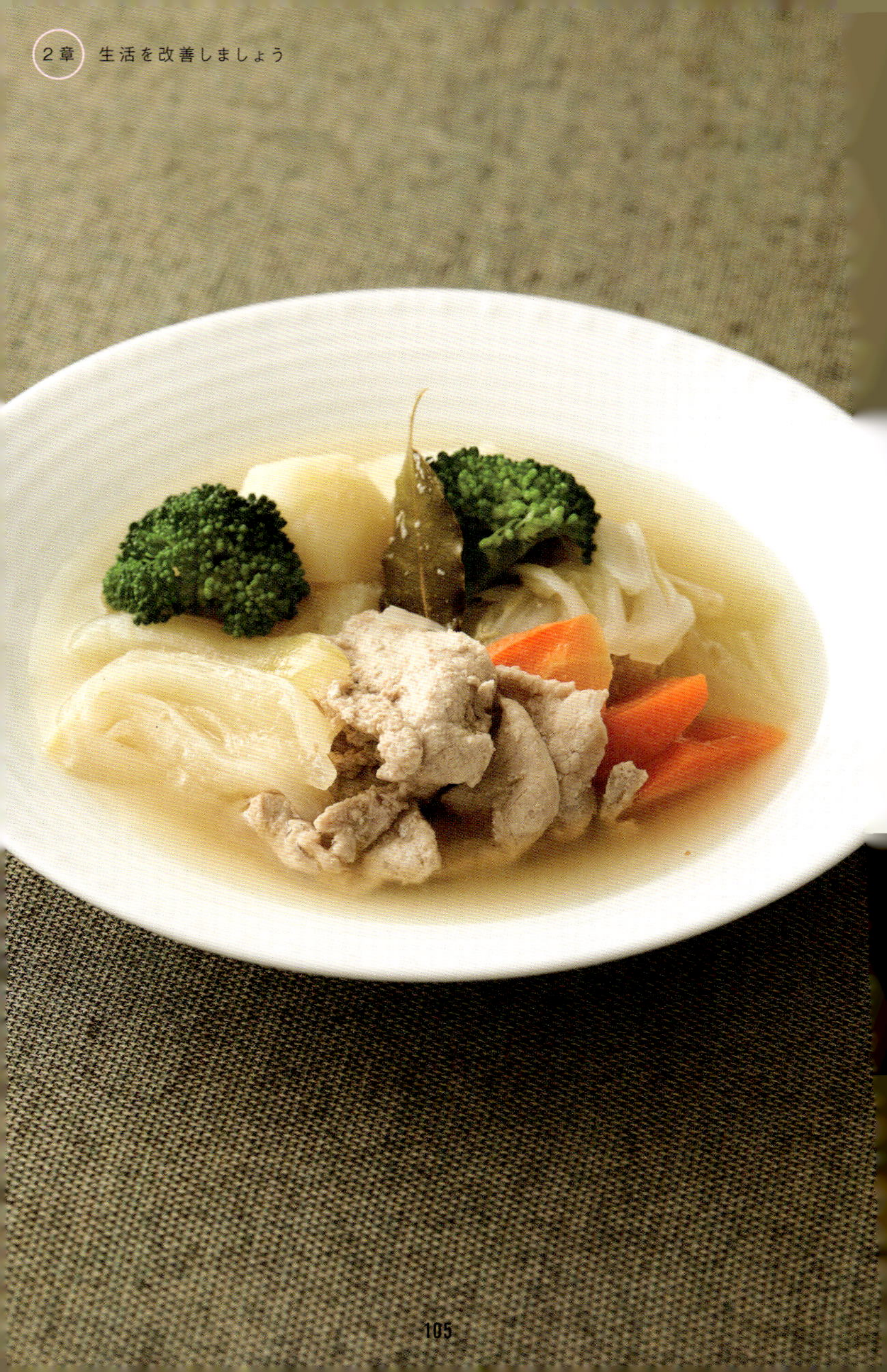

玉ねぎの代わりに
キャベツがたっぷり

豆腐とキャベツのハンバーグ

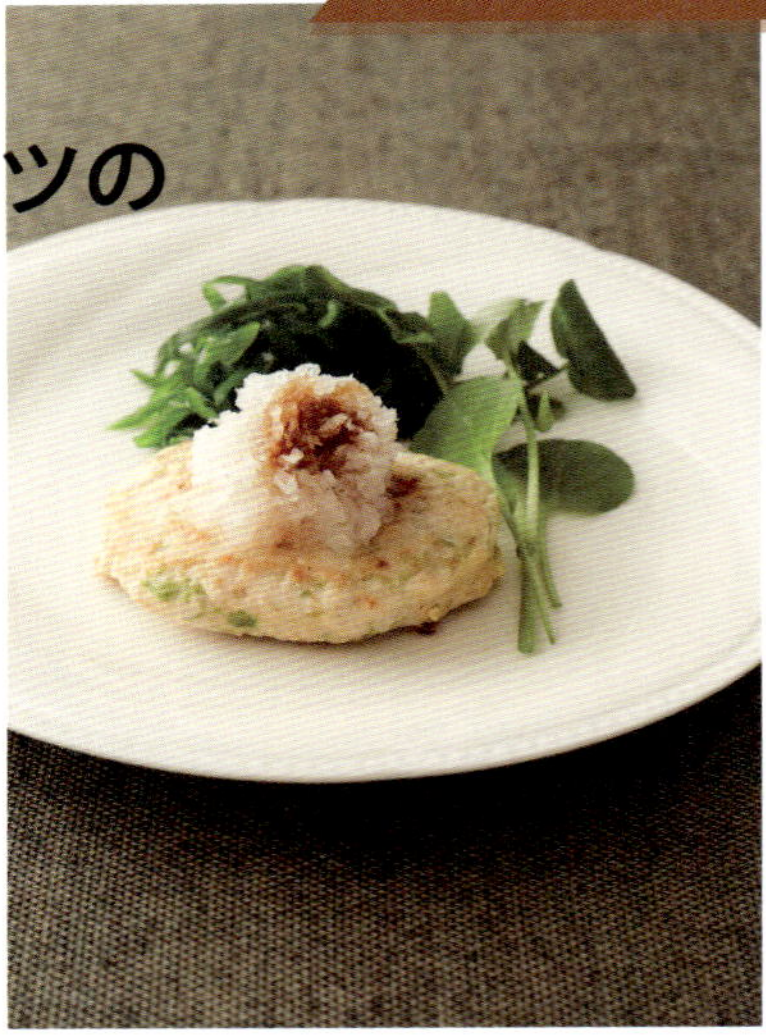

材料（2 人分）

鶏胸ひき肉………100g
木綿豆腐………30g
キャベツ………1 枚（50g）
ピーマン………1 個
大根………5cm
溶き卵………1/2 個分
塩………1g
胡椒………少々
オリーブ油………小さじ 2
クレソン………2 本
しょうゆ………小さじ 1

作り方

1 豆腐は電子レンジ（500W）で 20 秒加熱し、水気をきってよくほぐす。キャベツはざく切りにし、ラップで巻いて電子レンジで 30 秒加熱する。冷めたらみじん切りにし、かるく水気を絞る。

2 ピーマンはせん切りにしてさっとゆでる。大根はおろして水気をきる。

3 ひき肉、1、溶き卵、塩、胡椒をよく練り混ぜる（柔らかすぎるときは片栗粉小さじ 1 を加えて、さらに練り混ぜるとよい）。2 等分して丸く形を整える。

4 フライパンにオリーブ油を中火で熱し、3 を両面に焼き色がつくまで焼く。

5 器に盛り、2 とクレソンを添えて、しょうゆをかける。

ポイント

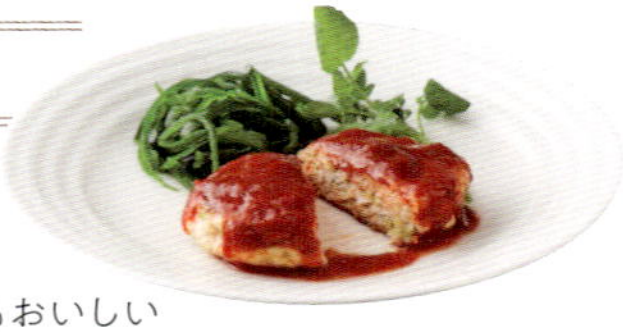

▶鶏胸ひき肉と豆腐で作るハンバーグ
▶大根おろしが消化を助ける
▶他の家族用にはトマトソースで煮込んでもおいしい

脂の少ない魚は卵液を
使って満足感アップ

めかじきのピカタ マッシュポテト添え

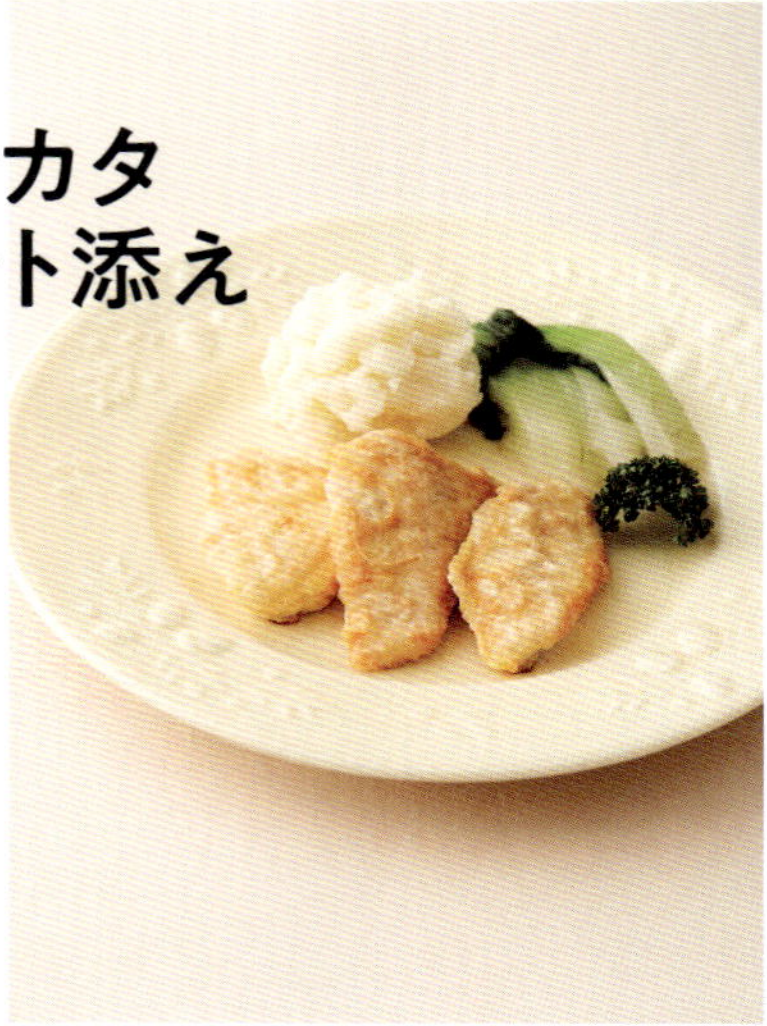

材料（2人分）

めかじき（切り身）
……2切れ（120g）
＊下味　酒………小さじ2
塩………1g
胡椒………少々
マッシュポテト
＊じゃがいも……1個（100g）
＊塩………少々
＊牛乳………大さじ1～2
＊バター………小さじ1
チンゲン菜………1株（100g）
小麦粉………適量
溶き卵………1個分
オリーブ油………小さじ2
パセリ………適量

ポイント

▶脂の少ない豚肉や鶏胸肉を使ってもOK
▶胃にやさしいマッシュポテトを付け合わせに

作り方

1　めかじきはそぎ切りにし、下味の材料をふって10分おく。

2　マッシュポテトのじゃがいもは塩を入れた水からゆでる。柔らかくなったら取り出してつぶす（粒が残るくらいの粗めでもよい）。熱いうちに牛乳、バターを混ぜる。

3　チンゲン菜は縦に6等分し、塩少々（分量外）を入れた熱湯でゆでる。色が冴えて柔らかくなったらザルに上げて冷ましておく。

4　1の余分な水気を拭き、両面に小麦粉をふってから、溶き卵をつける。

5　フライパンにオリーブ油を中火で熱し、4を片面1分ずつ焼く。弱火にし、さらに片面2～3分ずつ、きれいな焼き色がつくまで焼く。

6　器にマッシュポテト、チンゲン菜とともに盛り、パセリを添える。

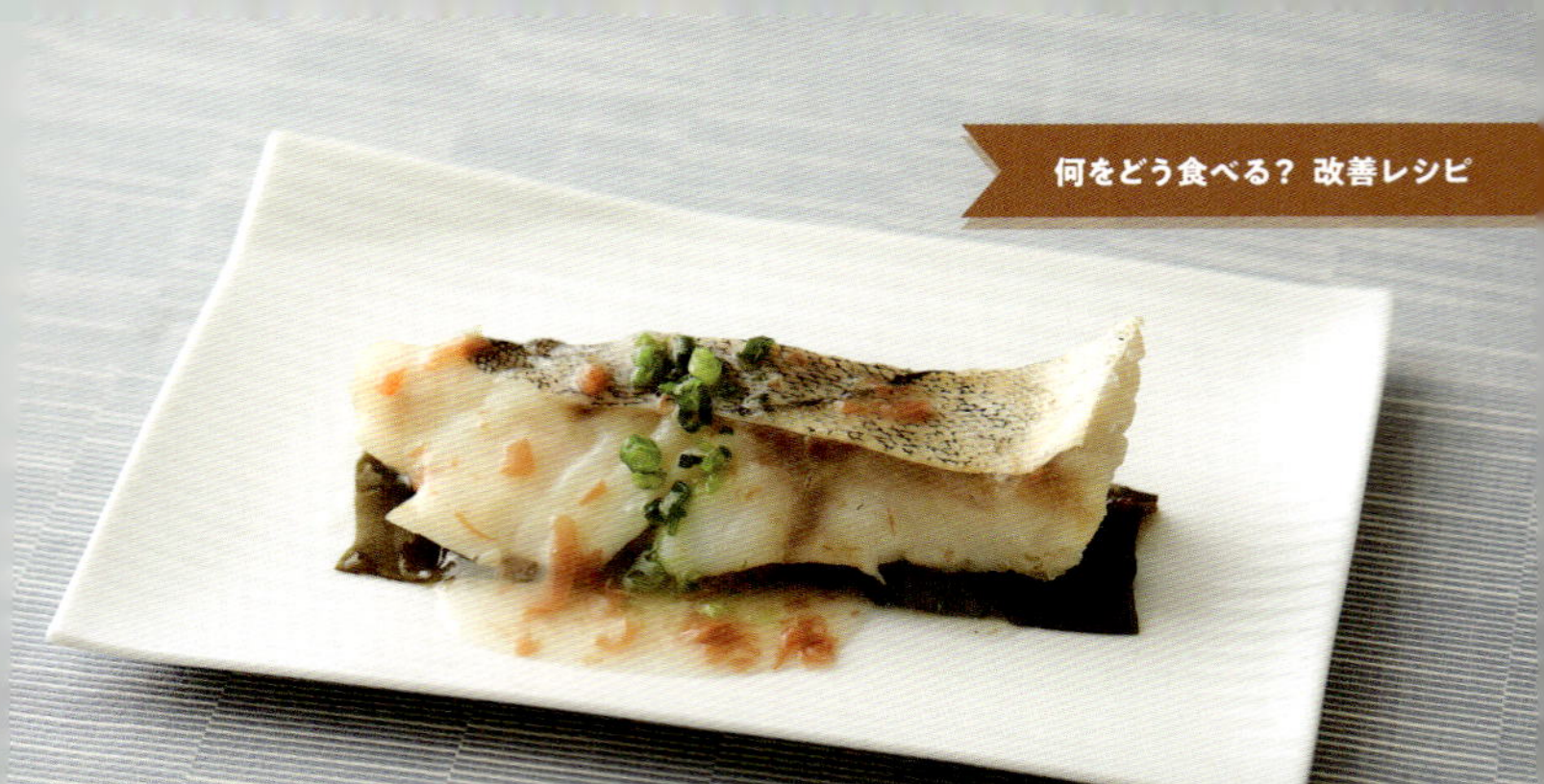

冷めにくいあんかけ料理でやさしく癒す

白身魚のレンジ蒸し　梅あんかけ

ポイント

▼生たら、すずきなど、なんでもＯＫ
▼鶏胸肉や、ささ身でもおいしい
▼昆布の旨みで塩分を抑えられる
▼梅干しは昔ながらの塩漬けがおすすめ

材料（2 人分）

白身魚（切り身）………2 切れ（160g）
塩………1g
酒………大さじ 1
昆布………2 枚（魚と同じ大きさ）
梅あん
　梅干しの果肉………5g
　だし汁………大さじ 4
　片栗粉………小さじ 1/2
　水………大さじ 1/2
あさつき（小口切り）………適量

作り方

1　白身魚は塩をふって 30 分おく。梅あんの梅干しは包丁でたたいて細かくし、片栗粉と水は混ぜる。

2　耐熱皿に酒、昆布、魚の順にのせてラップをし、電子レンジ（500W）で 2 分加熱する。裏返してさらに 30 秒ほど、火が通るまで加熱する。

3　梅あんを作る。鍋にだし汁、梅干しの果肉を入れて弱火で温め、火を止める。水溶き片栗粉を加えてよく混ぜ、もう一度弱火にかけ、へらなどで混ぜながらとろみをつける。

4　器に 2 を盛って 3 をかけ、あさつきを散らす。

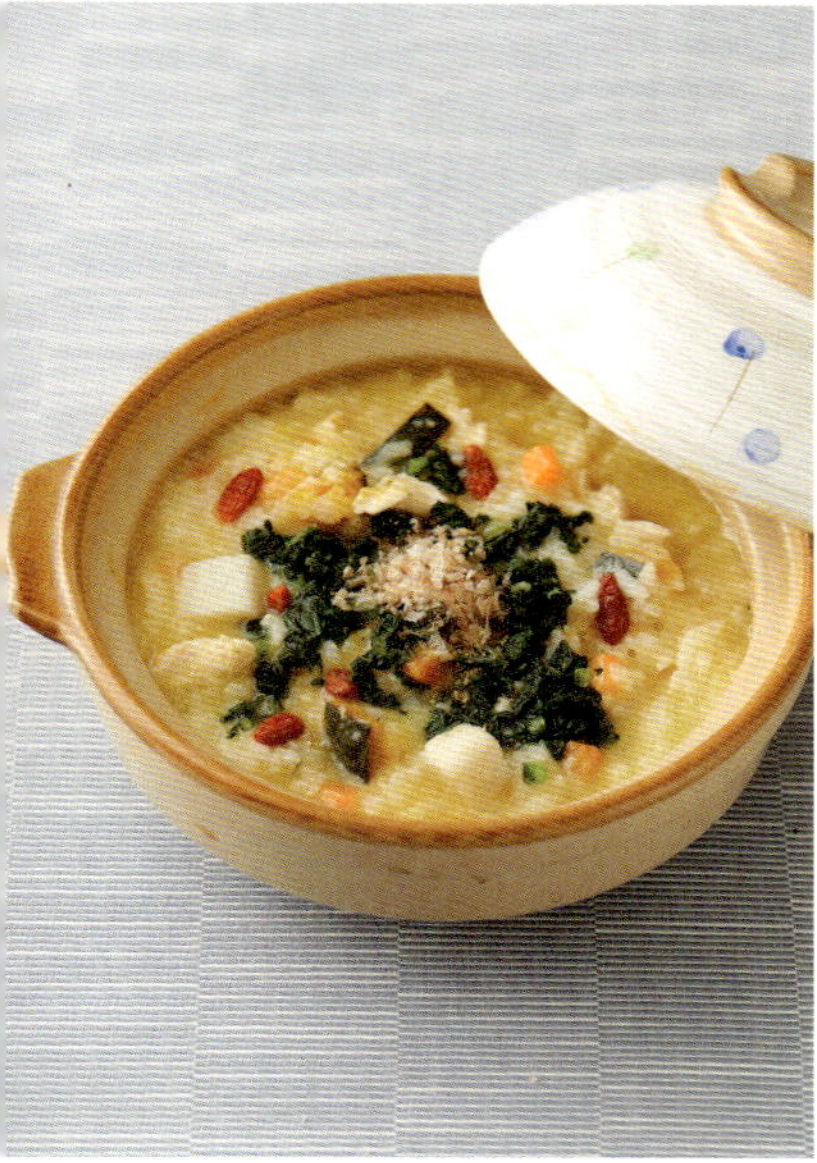

調子の悪い日は
野菜いっぱいのおじやで休息

野菜おじゃ

材料（2人分）

米………1/2合（75g）
水………380mℓ
鶏ささ身………1本（70g）
　＊下味　酒………小さじ1/2
　　　　　しょうゆ………小さじ1/2
里いも………1個（50g）
にんじん………2cm（20g）
かぼちゃ………1cm厚さ（20g）
小松菜の葉………1～2株分（20g）
くこの実………6粒
削り節………少々
粉山椒………少々

作り方

1　米はとぎ、水とともに土鍋に入れる。鶏ささ身は筋を取って5mm幅のそぎ切りにし、下味をつける。里いも、にんじん、かぼちゃは7mm角に切る。

2　小松菜はさっとゆで、粗熱が取れたら水気を絞って刻む。くこの実は湯に浸して戻す。

3　1を中火にかけて、煮立ってきたらごく弱火にし、ふたを少しずらして乗せ、30分ほど煮る（途中、水が足りなくなってきたら足す）。

4　火を止めて小松菜とくこの実をのせ、削り節を散らす。山椒をふって食べる。

ポイント

▶おじやのネバネバ状態が粘膜を保護する
▶野菜とささ身で旨みをプラス
▶山椒にはゲップを抑える効果あり

甘みがほしいときは
口溶けの良いスイーツを

甘酒ミルクゼリー

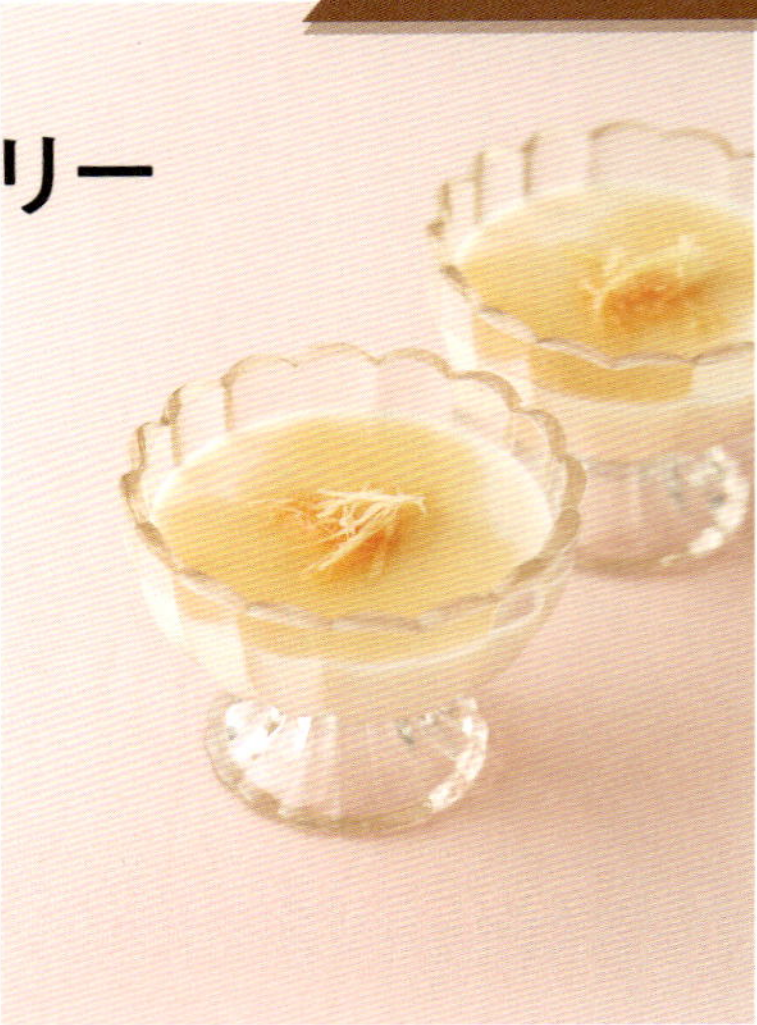

材料（2人分）

牛乳………125mℓ
甘酒（薄めてないもの）
………1/4カップ
水………25mℓ
粉ゼラチン………3g
しょうがの絞り汁………少々
メープルシロップ………小さじ1～2
しょうがのせん切り………適量

作り方

1 牛乳、甘酒を混ぜ、電子レンジ（500W）で1分温める。
2 水にゼラチンをふり入れてふやかす。
3 1、2を合わせてしょうがの絞り汁を加え、ミキサーに30秒かける。
4 器（100mℓ程度入るもの）に等分に入れ、冷蔵庫で2時間ほど冷やし固める。
5 食べるときにメープルシロップをかけ、しょうがのせん切りを飾る（水に浸してしゃきっとさせておく）。

ポイント

▶粘膜を守る牛乳と甘酒、ゼラチンの組み合わせ
▶しょうがは胃の健康回復に昔から利用された民間薬
▶メープルシロップがなければアカシアなどの蜂蜜でも

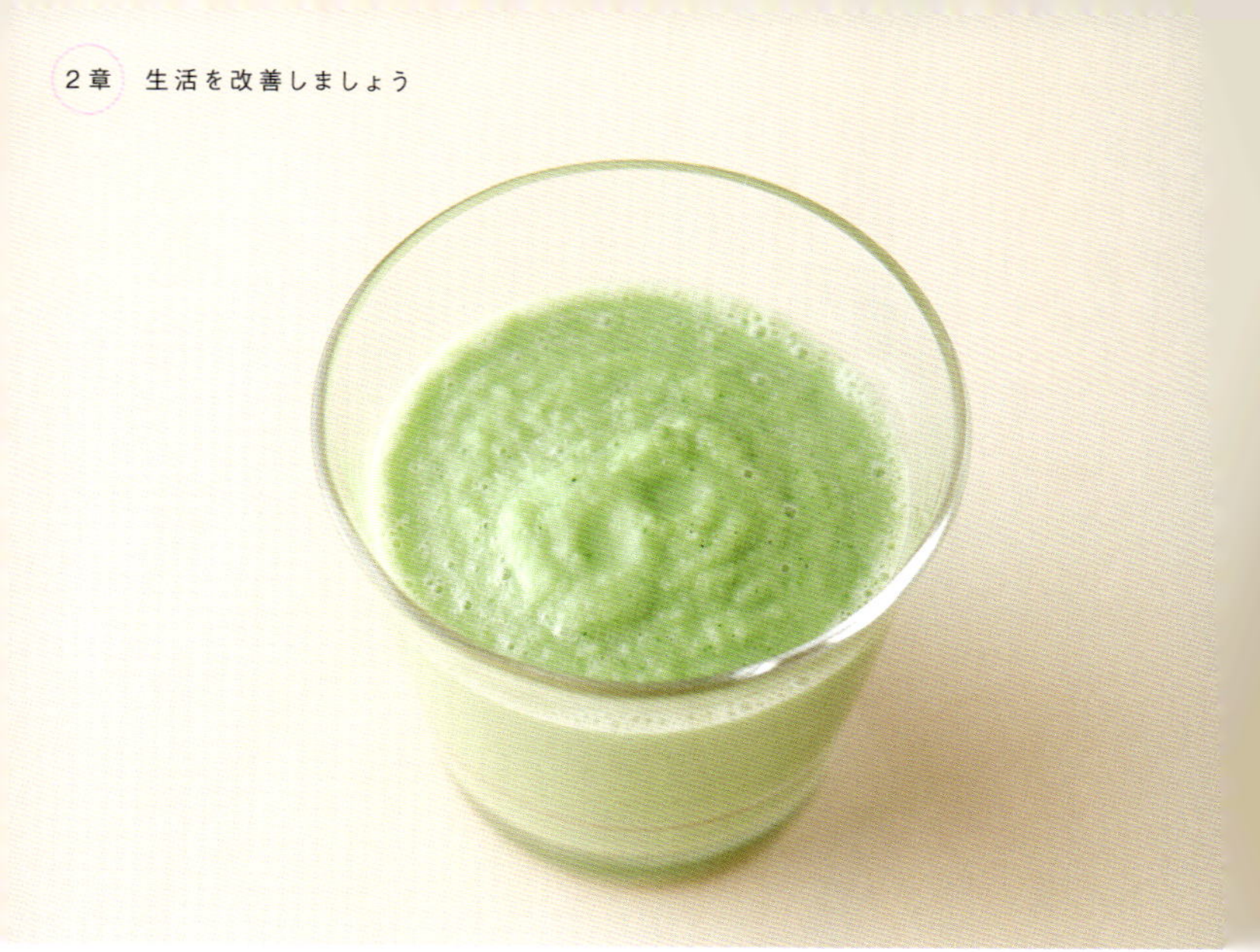

習慣にしたい牛乳ベースの野菜ドリンク

グリーンスムージー

材料（2人分）

きゅうり………2/3本（60g）
アボカド………1/2個（60g）
サラダほうれん草………2株（20g）
パセリ………1本（6g）
りんご………1/4個（60g）
牛乳………1/2カップ
水………80mℓ

作り方

1 きゅうりは輪切りに、アボカドは1cm角に、サラダほうれん草はざく切りにする。パセリはちぎる。りんごは皮をむいて薄切りにする。

2 すべての材料をミキサーにかける。

ポイント

▶牛乳入りスムージーは粘膜に刺激を与えない
▶胃酸の分泌を抑制するりんごをプラス
▶甘みや柑橘類を入れなくても飲みやすい

高齢の方、術後食道炎の方の食事

高齢者に気をつけてほしいこと

歯がなくて噛《か》むのが難しい人は、はじめから細かくしたもの、すったもの、口の中でとろけるようなものを食べるといいでしょう。

高齢になると、唾液《だえき》も、胃を保護する粘液も出にくくなります。ですから、胃や腸を保護するようなものを意識して食べてください。ネバネバした多糖類は、粘液を作るもとになるのでおすすめです。

流動食を経口栄養で入れると、人によっては逆流してしまうことがあります。それを防ぐためには、水分に粘度をつける「とろみ剤」を利用するといいでしょう。とろみ剤は治療食として市販されています。

術後食道炎の人に気をつけてほしいこと

胃を手術すると、胃が小さくなったり、まったくなくなったりするので、手術前に胃がになっていた「食べ物を一時的に蓄え、攪拌《かくはん》して、少しずつ腸へ送る」という働きができなくなります。

一度にたくさん食べることができなくなるので、下のようなことに気をつけてください。

術後食道炎の人は……

- □ ゆっくり、よく噛んで食べる
- □ 一度にたくさん食べない
- □ 回数を分けて食べる
- □ 少量で栄養価の高いものを食べる
- □ 脂っこいもの、繊維質の多いもの、刺激物は控える
- □ 鉄分やカルシウムの多い食材を食べる
- □ 食後 30 分以上は横にならずに座っている

逆流の「引き金」に気づくために「日誌」をつける手もある

逆流を起こす「引き金」は生活の中に潜んでいます。「何をしたら症状が出たか」「いつ何を食べたら症状が出たか」に留意すれば、「生活」と「症状」の関連に気づけます。

自分の引き金を知るために、「日誌」をつける手もあります。

△月△日

朝食　△時　メニュー：△△△△△

昼食　△時　メニュー：△△△△△

夕食　△時　メニュー：△△△△△

症状　胸やけ

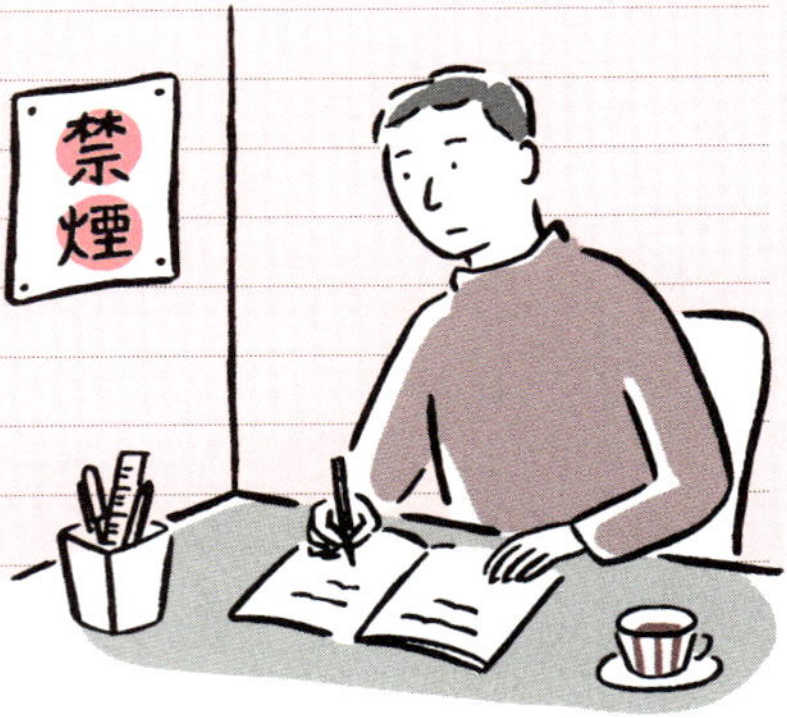

３章　体を動かしてみましょう

「軽い運動」がベスト

なぜ「運動」がいいのか？

上手に体を動かすことは、症状の改善や予防につながります。**運動で横隔膜を鍛えれば、下部食道括約筋が締まり**ます。運動して**肥満から脱却すれば、胃を圧迫する内臓脂肪が減り**ます。運動によって**自律神経が整えば、ストレスが要因の症状がやわらぎ**ます。

おすすめは「ラジオ体操　第1」です。真剣にやれば、かなりの効果が期待できます。

肥満からの脱却

内臓脂肪の過多による肥満は、逆流性食道炎が悪化する要因です。上手に体重を減らせば内臓脂肪も減り、胃への圧迫が少なくなり、食道が酸にさらされる時間も減り、症状が改善します。肥満から脱却するためにも運動しましょう。

激しい運動は逆効果

運動にもいろいろな種類がありますが、激しい肉体運動は、酸の逆流を増加させます。

「激しく体を動かす有酸素運動」や「無酸素運動」は、「少し体を動かす程度の有酸素運動」よりも、胃が酸にさらされる時間を長くします。

つまり、**激しい運動をした後は、酸の逆流回数が増える**ので逆効果だということです。これは、非びらん性胃食道逆流症の患者も、健康な人も同じです。

食道裂孔ヘルニア38ページがあれば、ヘルニアの程度と、運動したときの逆流の程度は比例します。

ですから、少し体を動かす程度の有酸素運動をおすすめします。

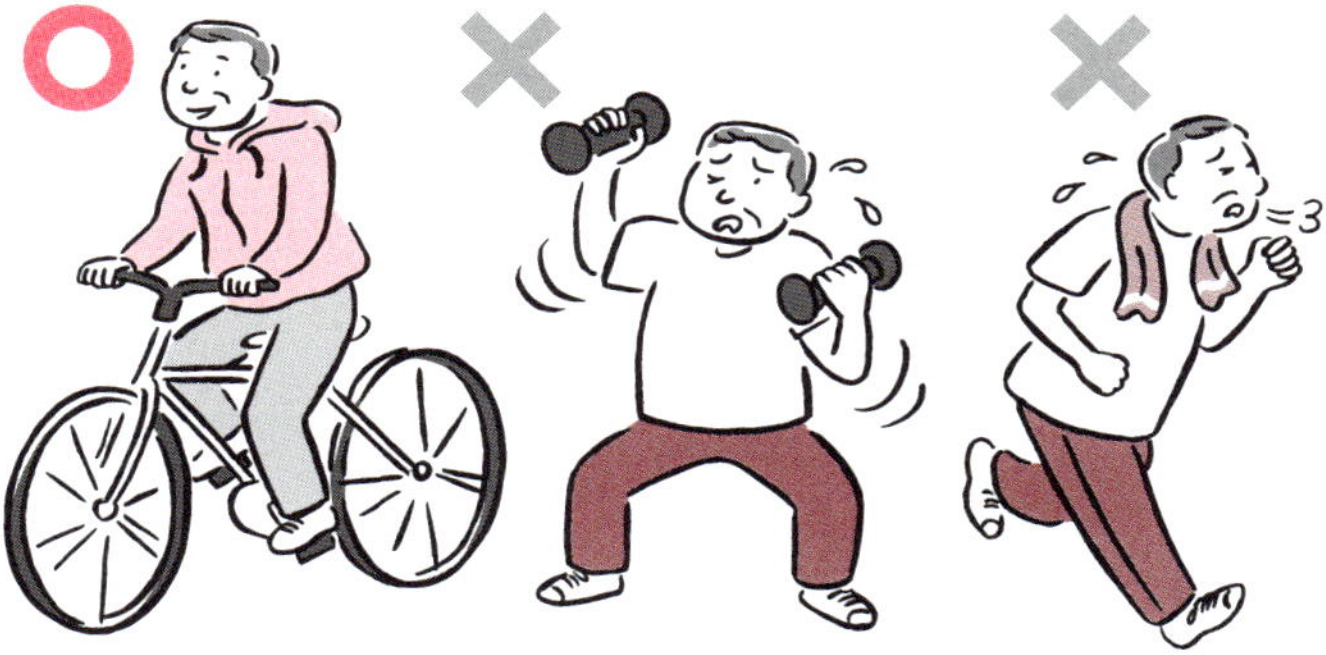

軽いサイクリング

筋力トレーニング
（無酸素運動）

ランニング
（激しい有酸素運動）

「横隔膜」を鍛えて逆流を食い止めよう

横隔膜は「筋肉」である

「横隔膜」は下部食道括約筋の周囲にある、膜状の「筋肉」です。筋肉なので、日頃からしっかり使わないと、ゆるんだり硬くなったりします。悪い姿勢や運動不足、座りっぱなしなどが長年続くと、横隔膜は硬くなり、動きが悪くなります。

逆に言えば、負荷をかけてトレーニングをすれば、鍛えることもできます。**横隔膜を鍛えれば、下部食道括約筋の位置を正しい位置に保ち、その機能を活性化できる**と考えられます。根気よく続ければ、症状をやわらげることが期待できるでしょう。

ただし、残念ながら、下部食道括約筋と横隔膜の位置がずれた食道裂孔ヘルニアがあると、この効果は期待できません。それでも横隔膜を鍛えることで深い呼吸が得られ、自律神経のバランスが整って、予防や症状の是正にならないわけではありません。

「呼吸」を意識しよう

横隔膜は胸腔の下部と腹腔の上部をふさぐような位置にあり、大動脈、大静脈、食道を通す三つの穴があいています。落下傘《パラシュート》のような形で、息を吸うと逆さに下がり、吐くと傘を開くように上がります。深呼吸をすれば、普段よりもダイナミックに大きく伸び縮みします。呼吸だけでなく、発声や重い物を持ち上げるときなどにも使われます。

横隔膜は体幹の最も奥にあり、単体では動かせません。横隔膜とその周辺だけでなく、いろいろな筋肉と一緒に動かすほうが効果的です。

呼吸が浅い人は体力や筋力が不足しやすく、姿勢を保ちづらいものです。横隔膜に意識を向け、しっかり呼吸しましょう。

横隔膜は呼吸で上下する

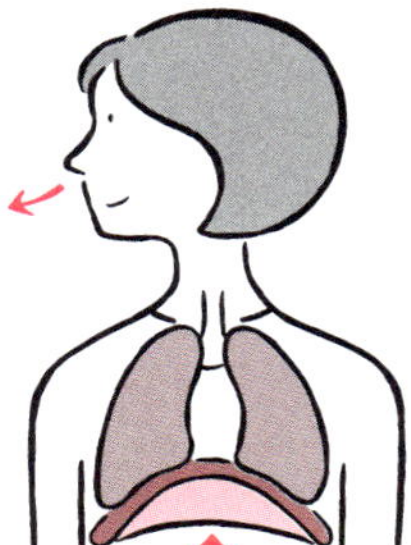

息を吐くと肺が小さくなり、横隔膜は上がる

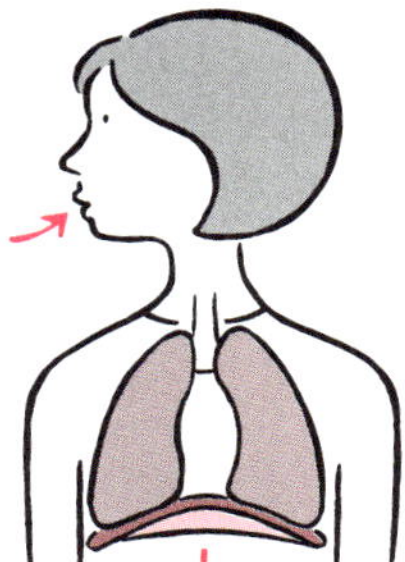

息を吸うと肺が広がり、横隔膜は下がる

深呼吸で横隔膜を鍛えよう

「腹式呼吸」や「逆腹式呼吸」で、横隔膜に負荷をかけましょう。どちらも寝転んで膝を立てておこなうほうが、思い切り深呼吸ができて効果的です。クッションやペットボトルなどの「重し」をお腹にのせてもいいでしょう。自分の体力に応じて負荷を上げていきます。

腹式呼吸

腹式呼吸は、**息を吸って下腹をふくらませ、吐いてお腹を凹ませ**ます。そうすれば圧がかかり、横隔膜は引き上げられます。吐くときには、できるだけ細く長く続け、息を吐き切ります。

イスに座ってもできます。立ってやるなら、少し足を開きます。

◎横になって腹式呼吸

横隔膜を鍛える

1日5～10回×2セット

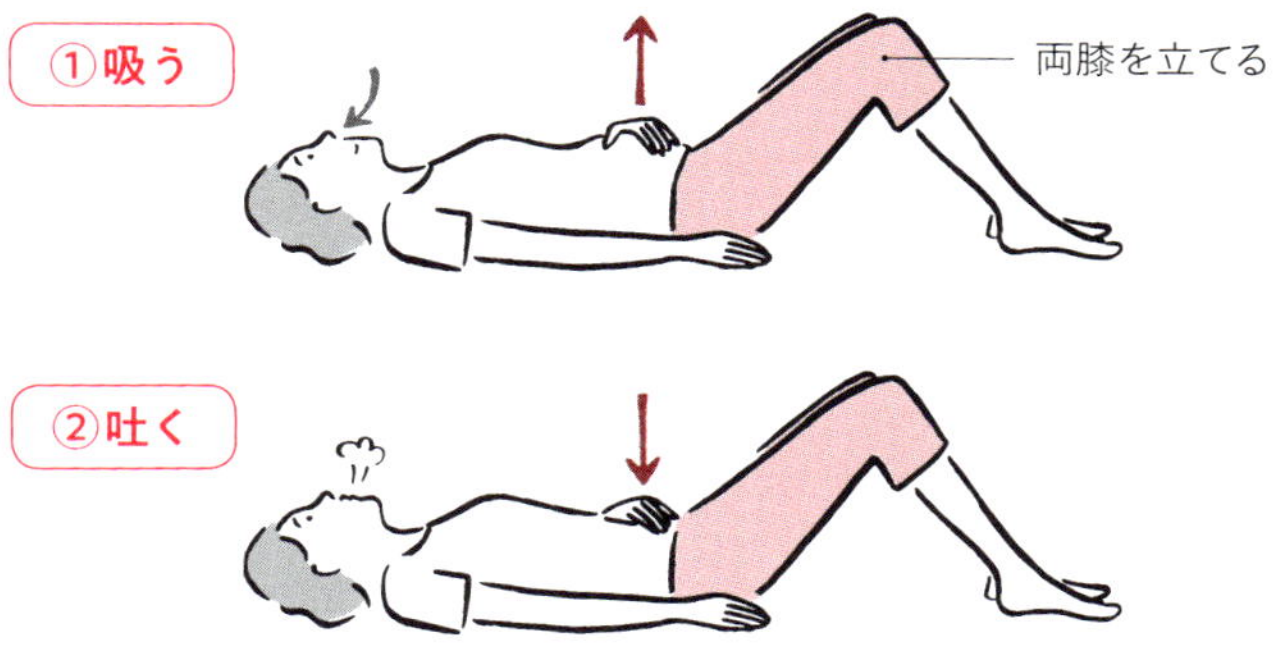

◎イスに座って腹式呼吸

横隔膜を鍛える

1日5～10回×2セット

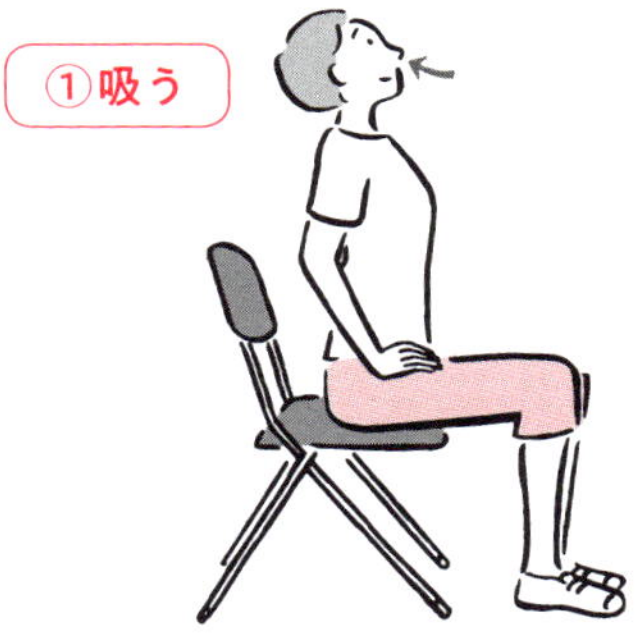

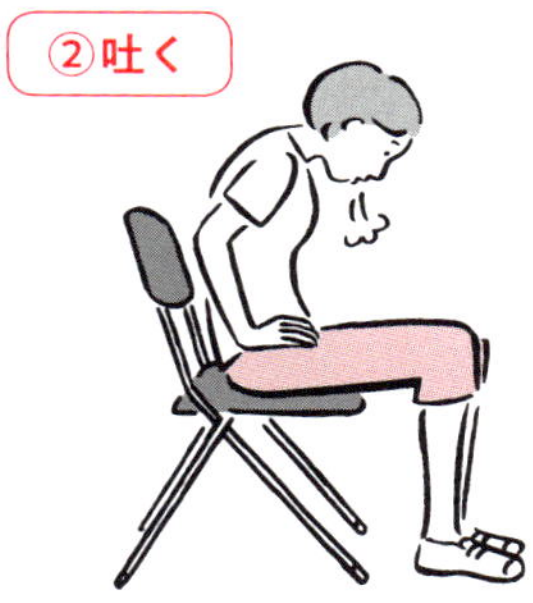

①太もものを付け根に手を添え、胸を反らせぎみにして、3秒ぐらいかけて息を吸う

②背中を丸め、やや前かがみになって下腹を凹ませ、5～8秒かけて息を吐き切る

逆腹式呼吸

横隔膜を伸び縮みさせずに鍛えるのが「逆腹式呼吸」です。**息を吐いて下腹をふくらませ、吸って凹ませ**ます。

慣れないうちは、横になってやるといいでしょう。

慣れてきたら、立った姿勢で、素早く逆腹式呼吸をするのも効果的です。「ハッ、ハッ」と強く速く呼吸してみましょう。横隔膜への刺激が増すだけでなく、意識的に横隔膜を鍛えることで自律神経のバランスも整い、メンタルを安定させ、うつの予防や睡眠の質の向上も望めます。

◎横になって逆腹式呼吸

横隔膜を鍛える

1日5～10回×2セット

①吸う

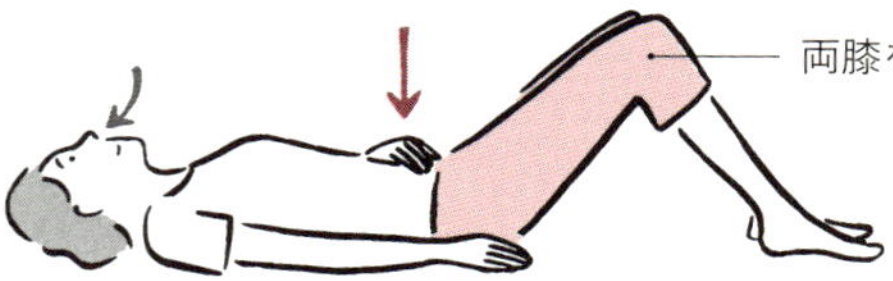

②吐く

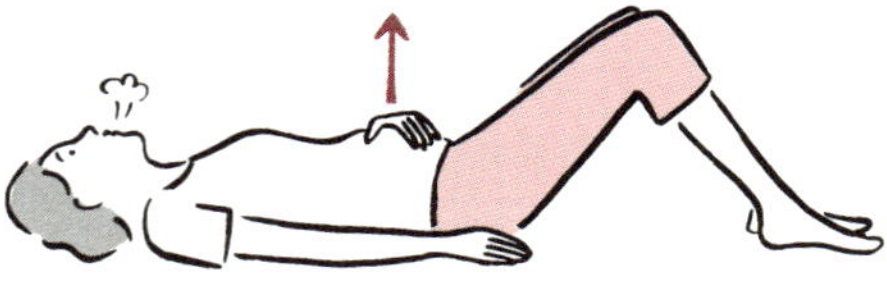

◎立った姿勢で素早く逆腹式呼吸

横隔膜を鍛える

1日5～10回×2セット

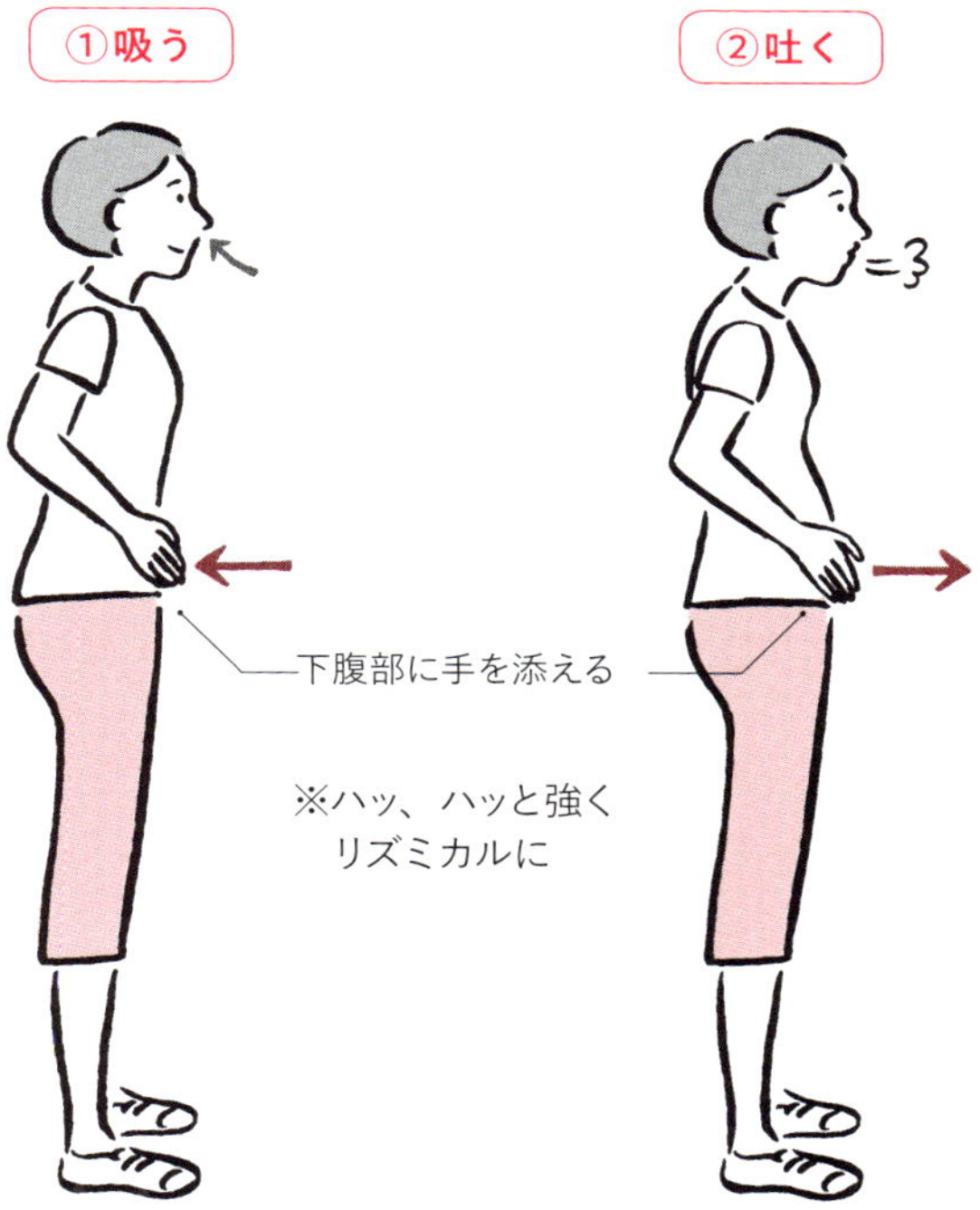

※習得できたら、歩きながらやってみましょう。

上体の筋肉をほぐそう

胸郭を開くストレッチ

胸、首、肩の筋肉をよくほぐしましょう。横隔膜の動きを引き出しやすくなります。胸郭を開いたり閉じたりすることで、胸や脇腹を伸ばします。

胸郭の周辺、胸、背中、首、さらには足の裏まで、全身が「タイツ」で包まれているような感覚で、全身の筋膜の偏りをほぐしていきます。

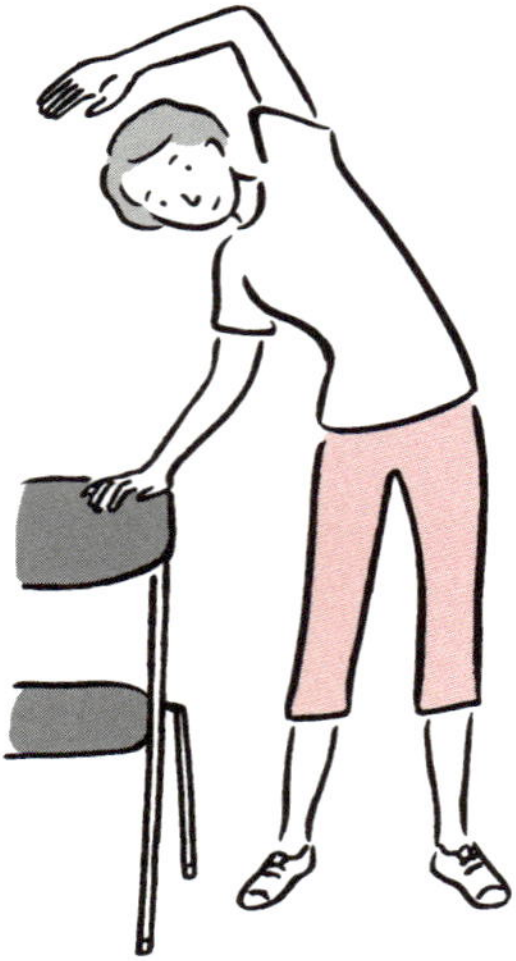

横隔膜を鍛える

それぞれ1日5〜10回×3セット

◎腕の「フの字」ストレッチ

外側の腕を曲げつつ肘を引き上げ、脇腹から体側を伸ばしながら深呼吸を2回

◎背中の「コの字」ストレッチ

両手でイスの背もたれを持ち、膝をゆるめ、背中を丸めて息を吐く（おへそを見るように深呼吸）

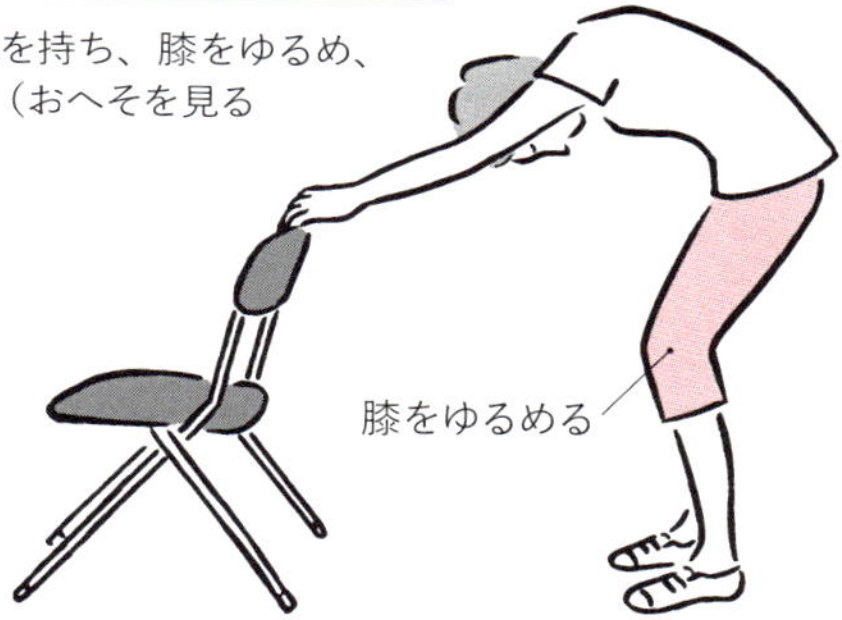

◎胸の「イの字」ストレッチ

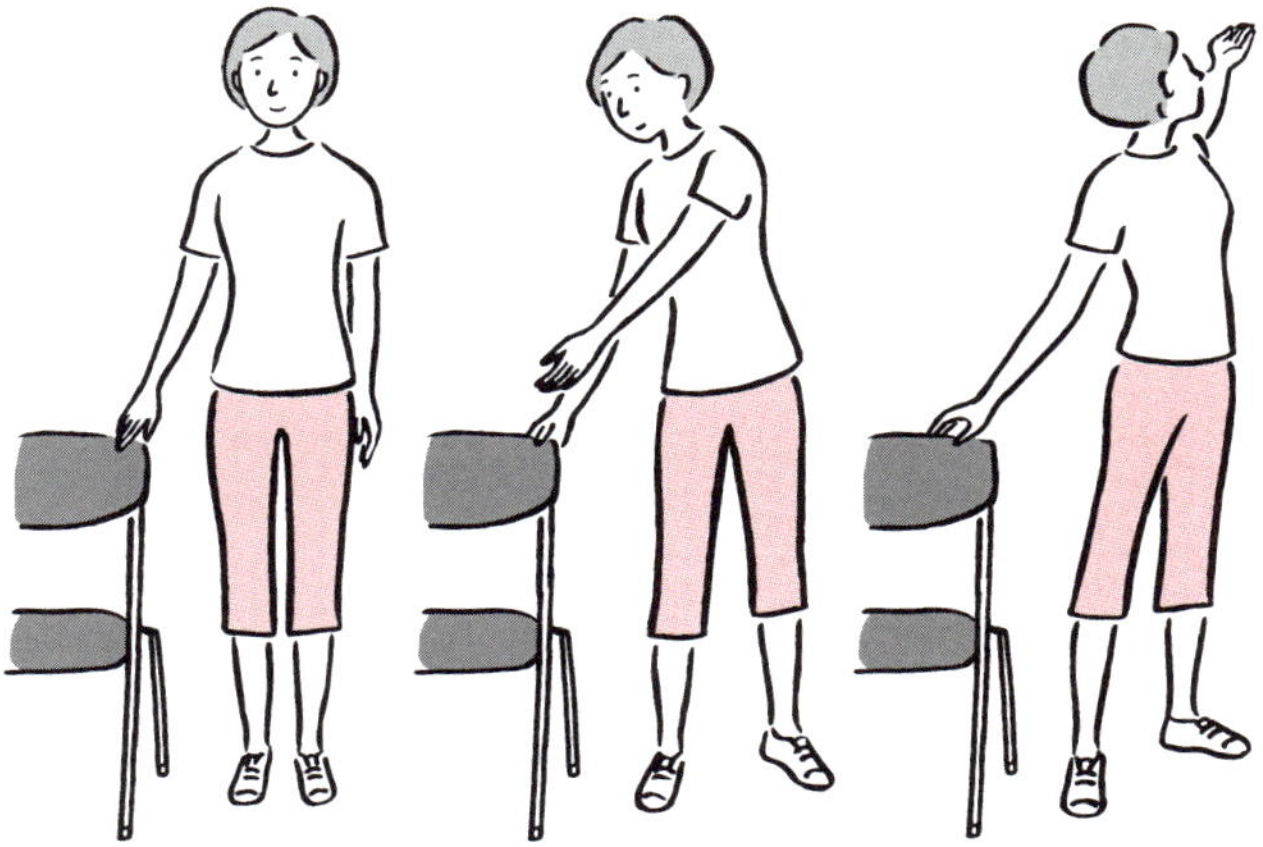

①イスなどに片手を添えて立つ

②反対の腕を、手のひらを上にして開きながら、脚を後ろ斜め45度に開く

③大きく深呼吸を2回する

上半身を動かすだけでも横隔膜は鍛えられます。

腕を回して胸郭を開くときに息を吸い、閉じるときに吐きます。これが逆にならないように注意しましょう。

◎腕のぐるぐる回し

横隔膜を鍛える

1日5～10回×2セット

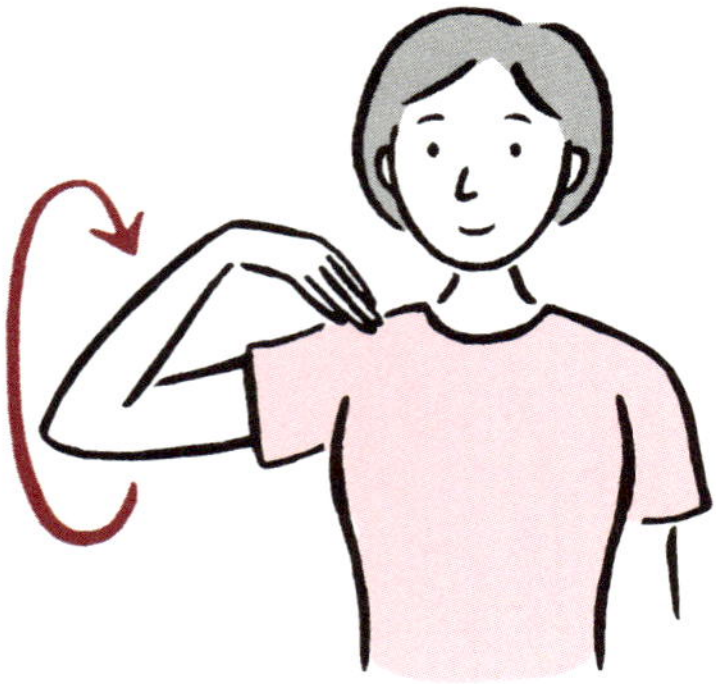

①体を開くことを意識する

②肩に手を置き、腕を前から後ろに回す

③後ろに腕を持っていくときには、肩甲骨を閉じる気持ちで

両腕をいっぺんに回してもいいし、片腕ずつ回してもいいでしょう。

◎肩と胸でグーパー

横隔膜を鍛える

1日5～10回×2セット

肩甲骨を柔らかくする胸のストレッチです。背中を丸めることと、胸を反らすことを繰り返します。肩をぎゅっと縮めて、その後ゆるめることを繰り返しましょう。猫背にも効きます。

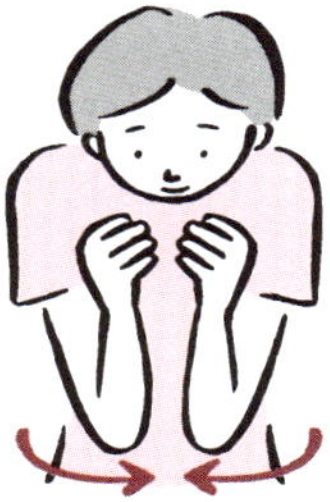

①お腹の前で肘を寄せ、胸を縮めて5秒。肩甲骨が開く

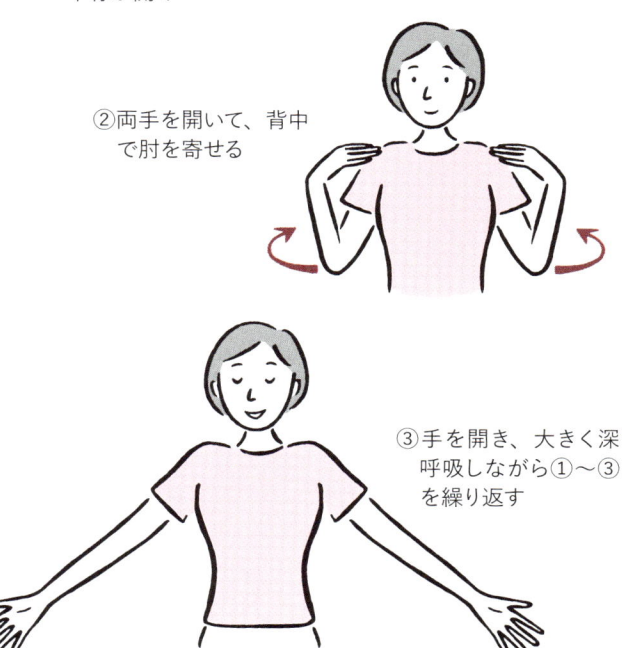

②両手を開いて、背中で肘を寄せる

③手を開き、大きく深呼吸しながら①～③を繰り返す

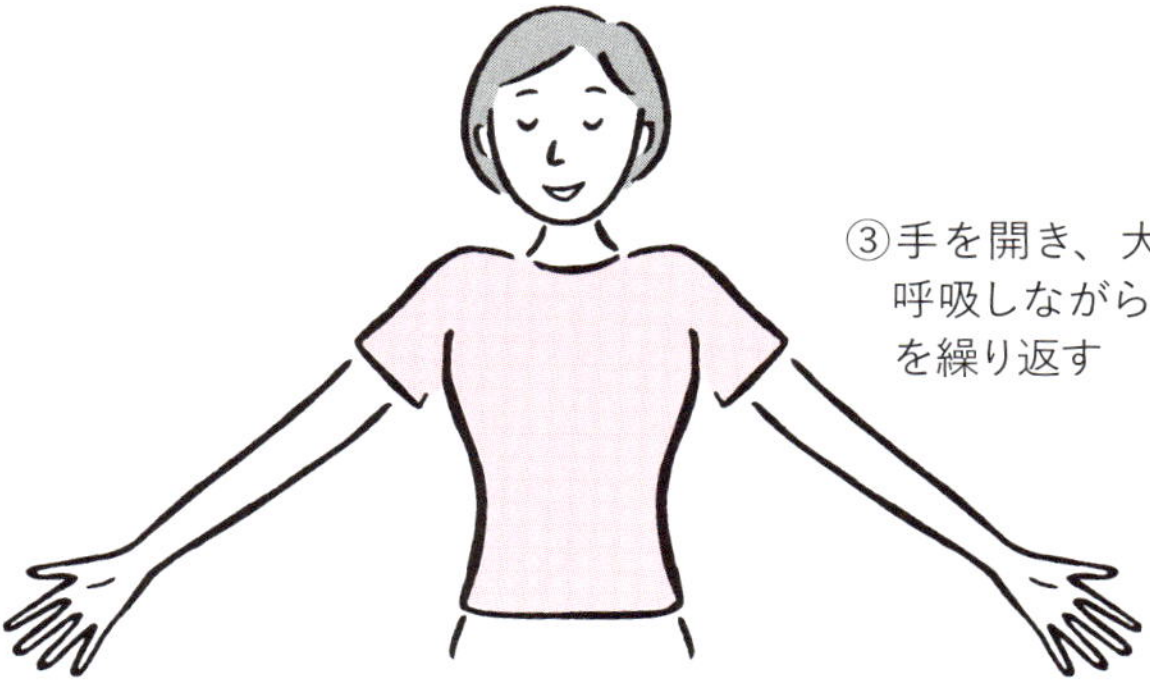

猫背を治そう

猫背を改善するために、全身でストレッチしましょう。このときにも呼吸に意識を向けることが大切です。

◎ネコのポーズ

猫背を治す

1日3～5回×2セット

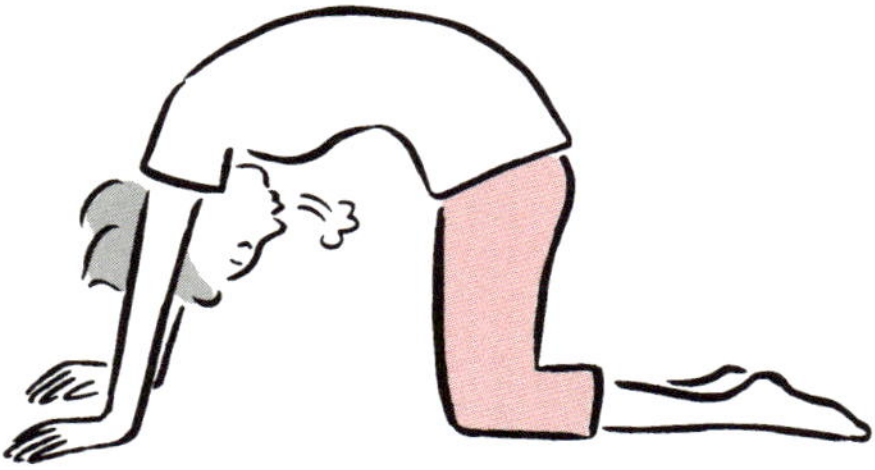

①四つん這いになり、お腹を引き上げる。息を吐きながら背中を丸めて、３呼吸そのまま

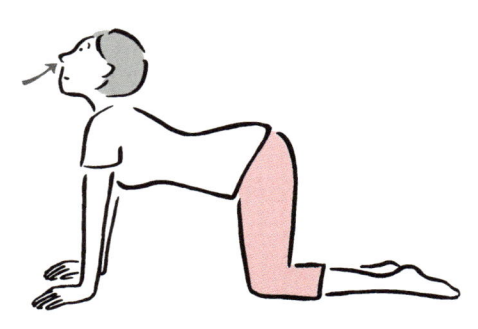

②吸いながらお腹をスーッと落とし、背中を反らし視線を上げて、お尻を天井に突き出す。３呼吸そのまま

◎背中に枕を入れてサカナのポーズ

猫背を治す

1日3〜5回×2セット

①仰向けに寝て、背中に枕を入れる。手のひらは下に向けてお尻の下に

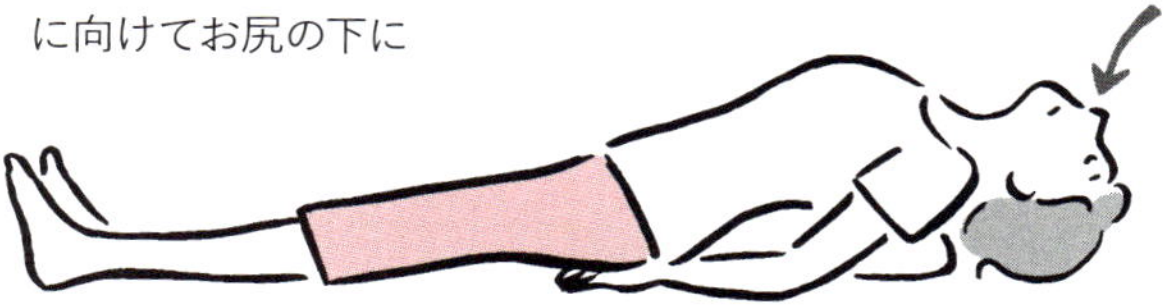

②息を吸いながら、胸を天井に向けて持ち上げるようにする。思い切り胸を反らせて、3呼吸そのまま

鼻から吸って、口から吐く？

「鼻から吸って、口から吐いて」とよく言われます。けれども、それにとらわれて呼吸がおろそかになっては本末転倒です。

横隔膜の上下を意識しさえすれば、どこから吸ってもどこから吐いてもかまいません。息をたくさん吸うこと、全部吐き切ることが大切です。

◎コブラのポーズ

猫背を治す

1日3～5回×2セット

①うつぶせになって、脚を腰幅に開き、額を床につける。手のひらは胸よりも少し前の床に

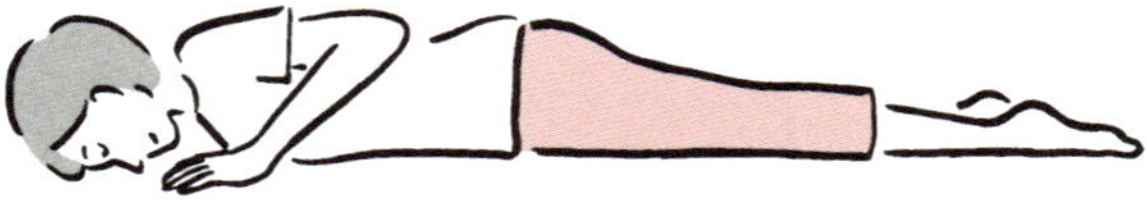

②息を吸いながら、両手で床を押す。太ももの付け根から上半身を引き上げる感覚で、3呼吸そのまま

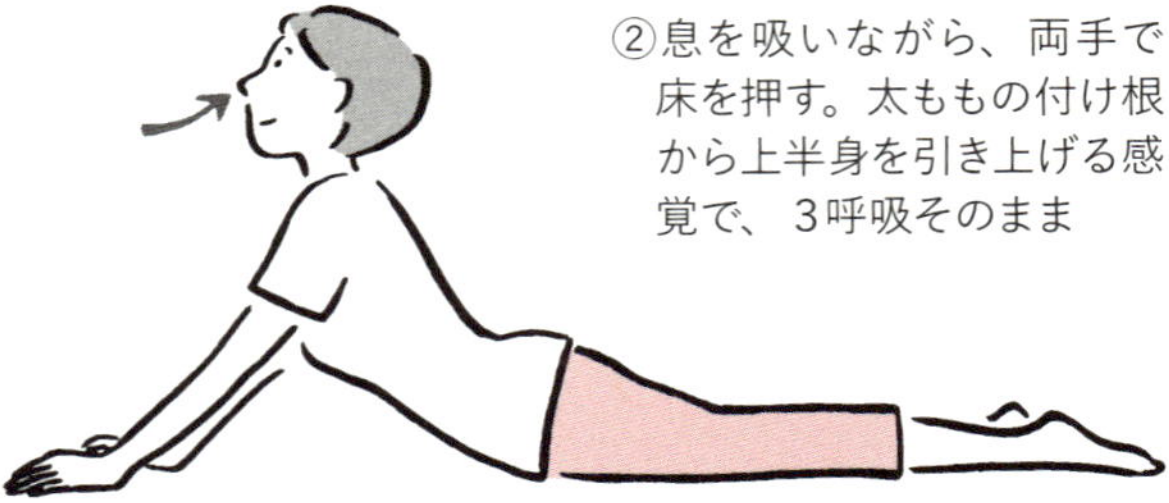

※どのポーズも、呼吸をしっかり意識しましょう。

エクササイズしながら「体の声」を聴いてみる

「体の声を聴いてみる」というのは、理屈や専門情報に振り回されず、体が何をしたがっているのか、体の訴えに耳を貸し、「体が求めている感覚に従う」ということです。

体というのは本来、心地よさを求めるものです。ですから、体が求めている感覚とは「心地よさを求める行為」と言い換えられるかもしれません。逆に言えば、「不快なこと（エクササイズ）は健康づくりに不利」ということです。

Aさんにとっては良いエクササイズでも、Bさんにとっては良くない場合があります。同じエクササイズでも、やり方によって、良かったり悪かったりすることもあります。

そのエクササイズをやってみて、違和感があれば黄色信号、痛みを感じるなど違和感の強いときには赤信号と考えましょう。言うまでもなく、赤信号で突っ込めば事故につながります。黄色信号も、それが体に不利に働くことを知らせています。赤も黄色も、体がそのエクササイズをおこなうことを拒否しているのです。

視覚情報や理屈に支配され過ぎると、体の小さな声が聴こえにくくなるので注意しましょう。

「自律神経」を整える気持ちいい運動

「気持ちいい」と感じながら体を動かすことは、自律神経を整え、ストレスを解消することにつながります。

脱力して、体をゆらす運動をやってみましょう。

「気持ちいい」という感覚には個人差があるので、回数に目安はありません。

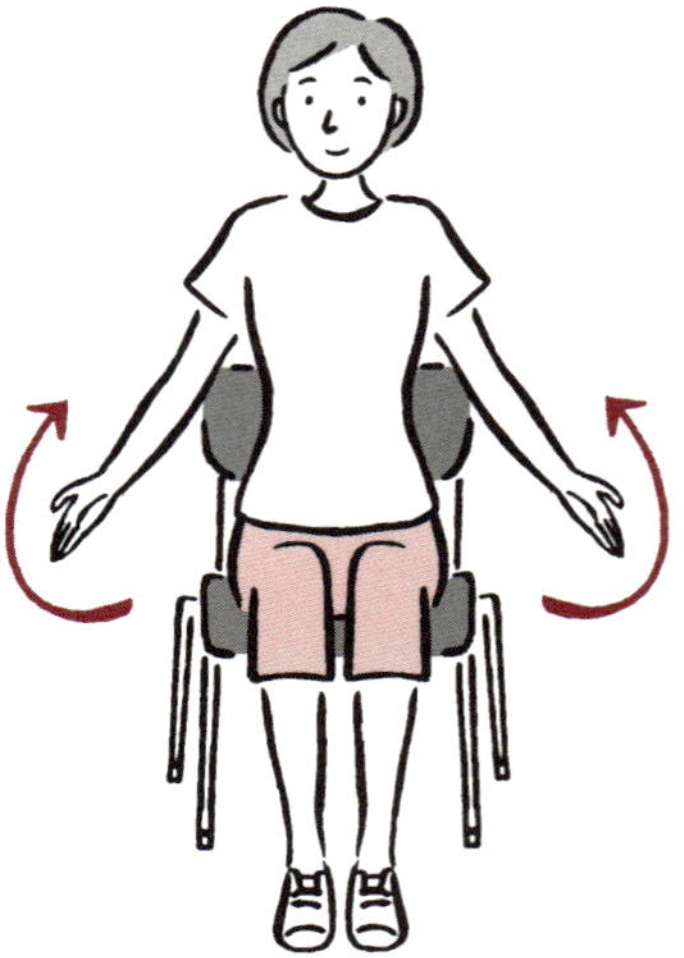

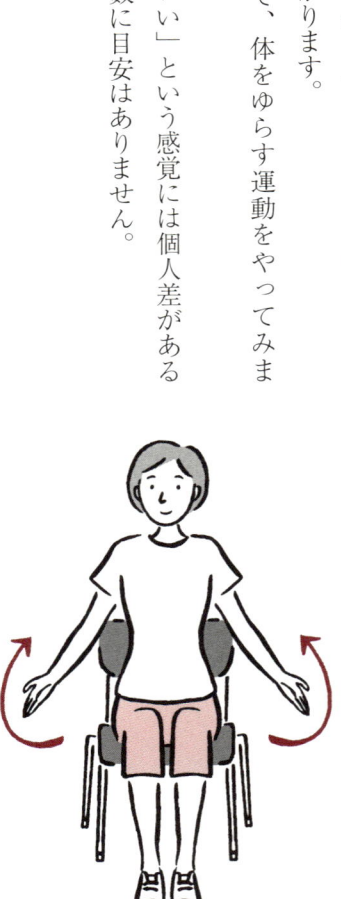

◎腕の「ハの字」運動

自律神経を整える

①イスに座り、腕を下ろしてリラックス

②胸を開いて深呼吸を2～3回したら、親指を外側に開くようにして腕を後ろへ

③そのまま腕の力を抜き、気持ちよく振る

◎脚のパタパタ運動

自律神経を整える

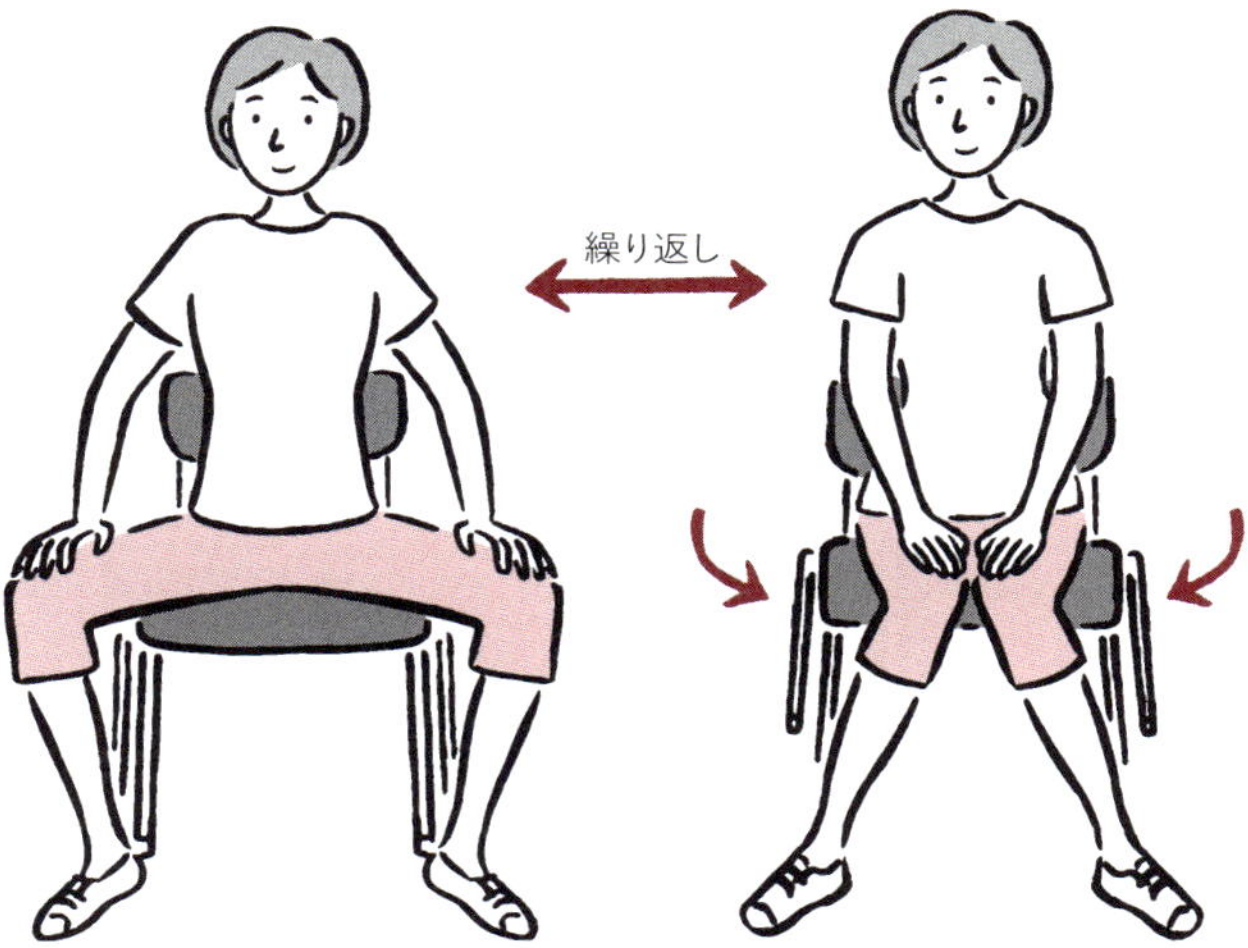

①座ったままで脚を開く

②膝に手を添えて、開いたり閉じたりする

※動かしながら、股関節や太もも、ふくらはぎの力を抜いていきます。

腕をゆらして胸を広げる

腕を振り、肩を回しながら、胸を開きます。胸を開いたら、「柔らかく」を意識します。横隔膜の動きが良くなり、呼吸も楽になります。

◎腕のぶらんぶらん運動

自律神経を整える

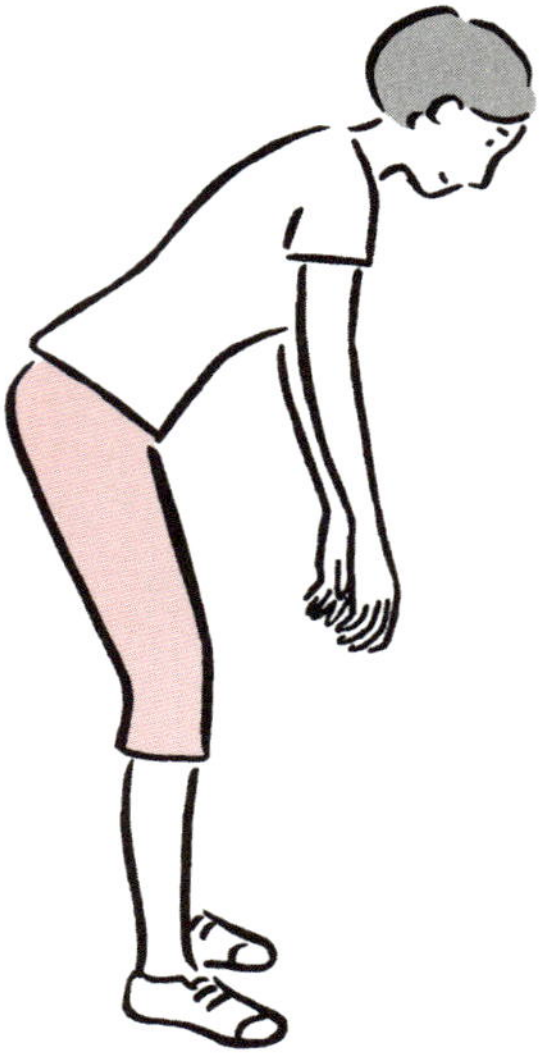

①脚を肩幅程度に開き、やや前かがみになり、膝をゆるめ、腕をだらんと下げる

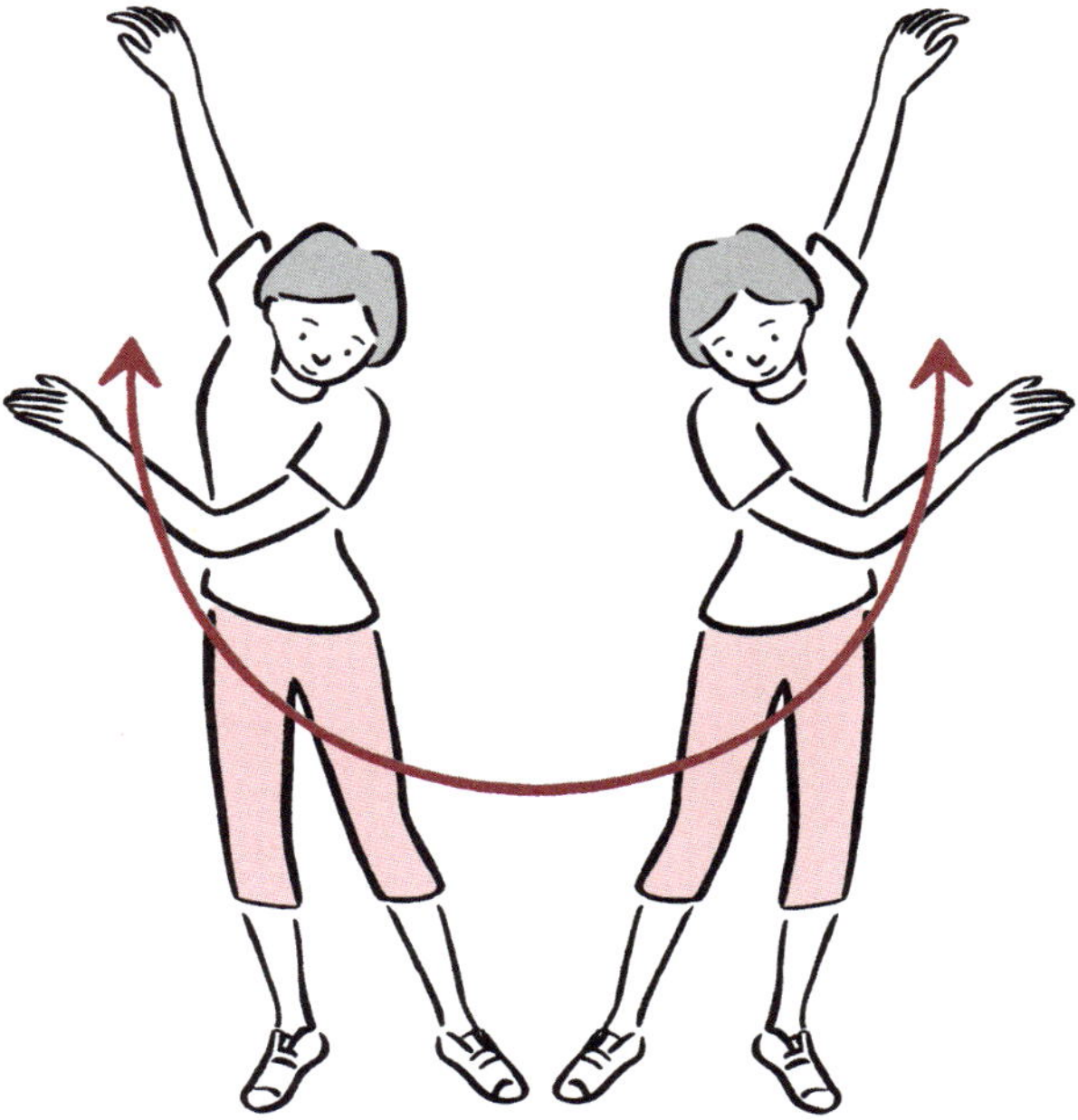

②少しずつ腕の力を抜いて、
心地いいと感じるまで腕
を左右に大きく振る

※膝と股関節を柔らかく使うのがコツです。

◎腕のぐるんぐるん運動

自律神経を整える

左右の腕を交互に前に振って力を抜き、慣れてきたら腕を振った勢いでそのまま1回転します。片手は前回し、片手は後ろ回しになります。腕を上に振るときに息を吸い、後ろに振るときに吐きます。

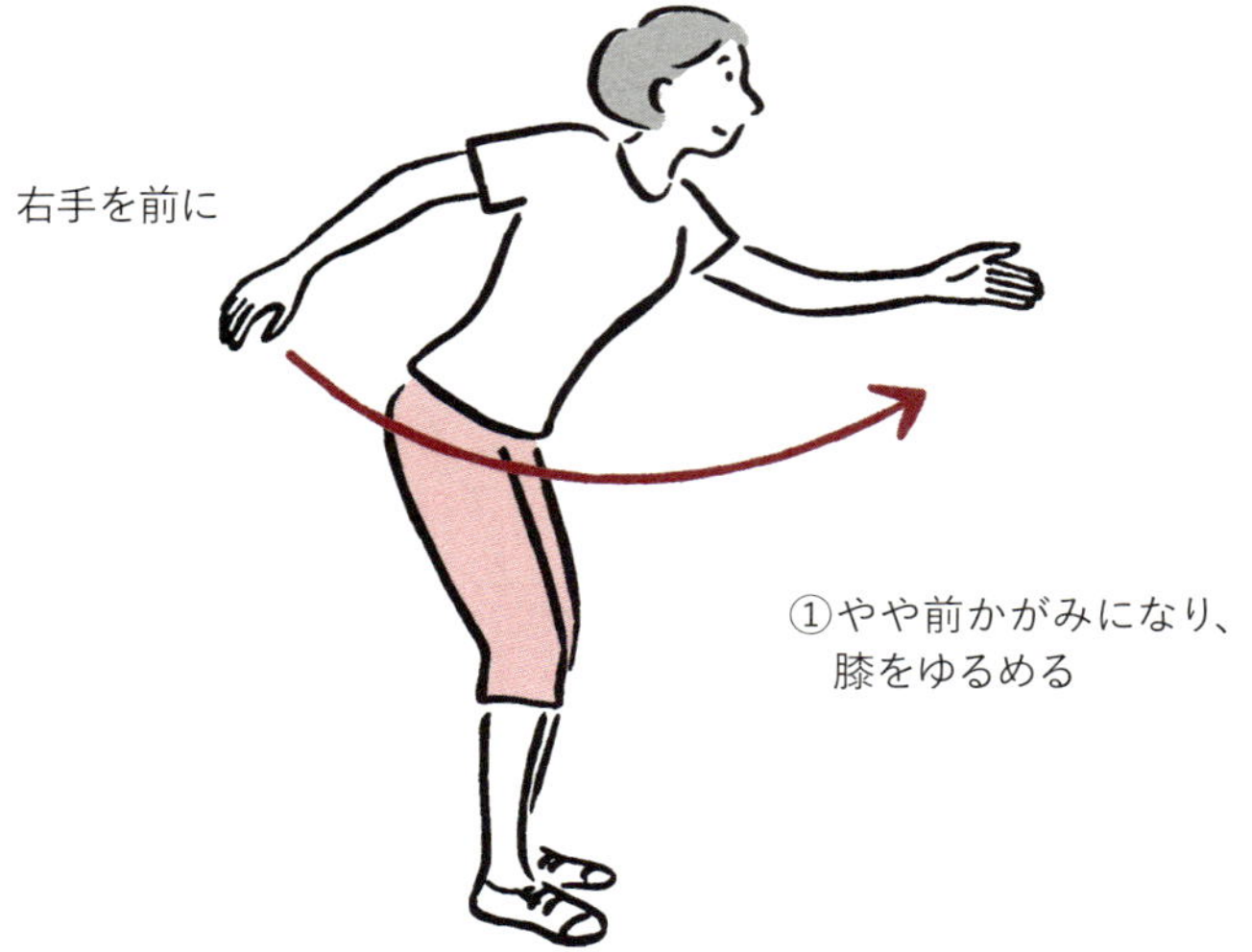
右手を前に
①やや前かがみになり、
膝をゆるめる

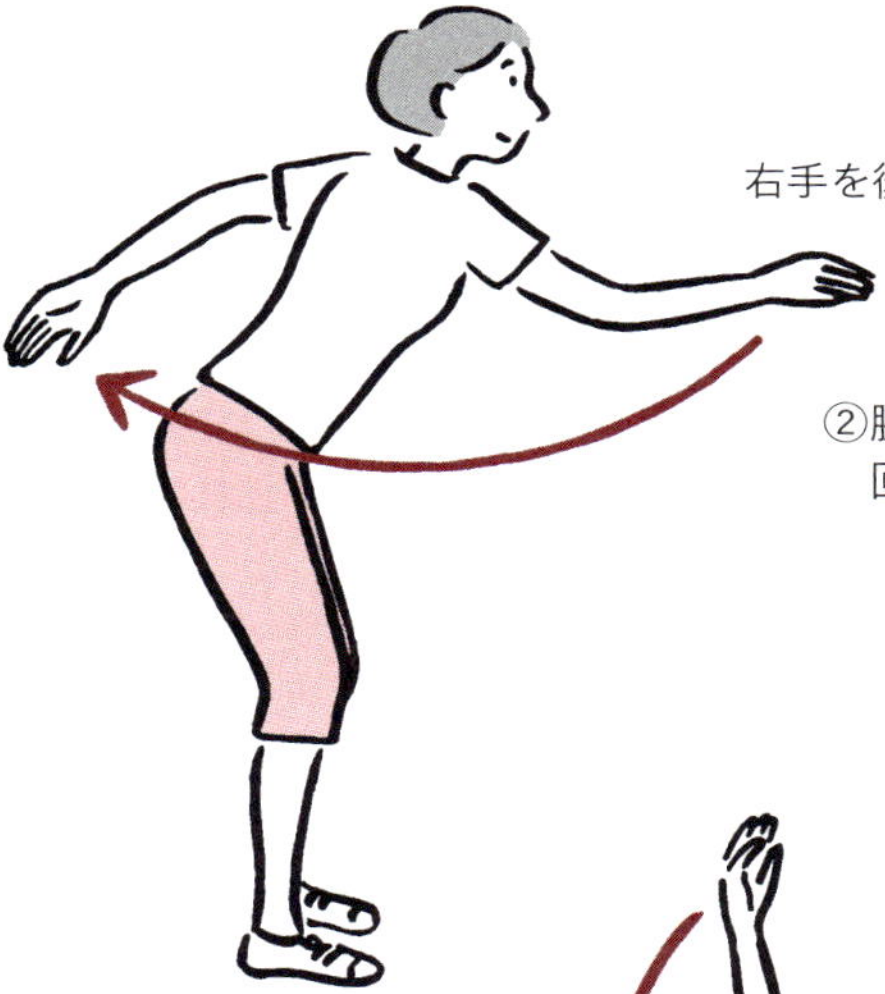
右手を後ろに

②腕を前後に、左右5回ずつ大きく振る

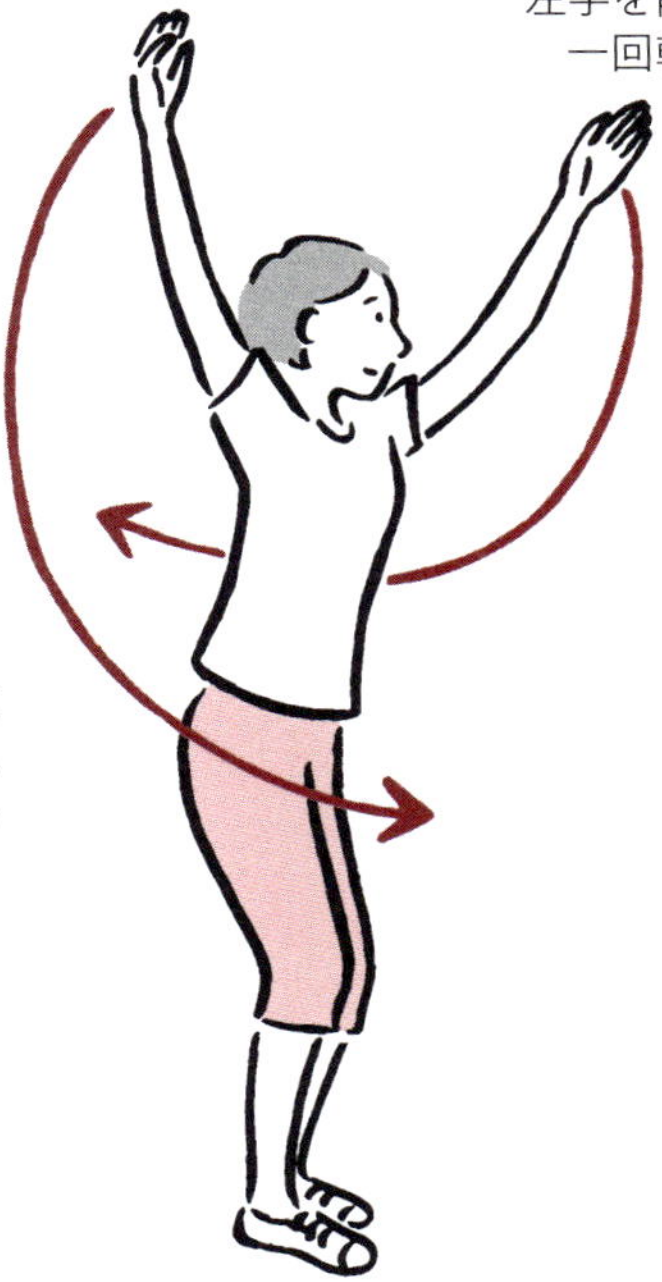
左手を前に
一回転
右手を
後ろ回し

③「1、2」と前後に振って力が抜けたら「3、4」で両腕をぐるりと回す

五感を
刺激しましょう

軽い運動をするだけでも、自律神経は整います。

体を動かすときには、五感を刺激しましょう。

たとえば、買い物や通勤など、生活のなかのウォーキングはいいチャンスです。歩きながら、風の音や鳥の声に耳をすませ、寒さ暑さを肌で感じ、目から入る景色を楽しみ、飲む水のおいしさを味わうのです。五感を刺激して心地よさを味わうだけでも、気持ちは安定します。

気持ちが安定すれば、自律神経が整い、大食いなどに走ることもなくなるでしょう。

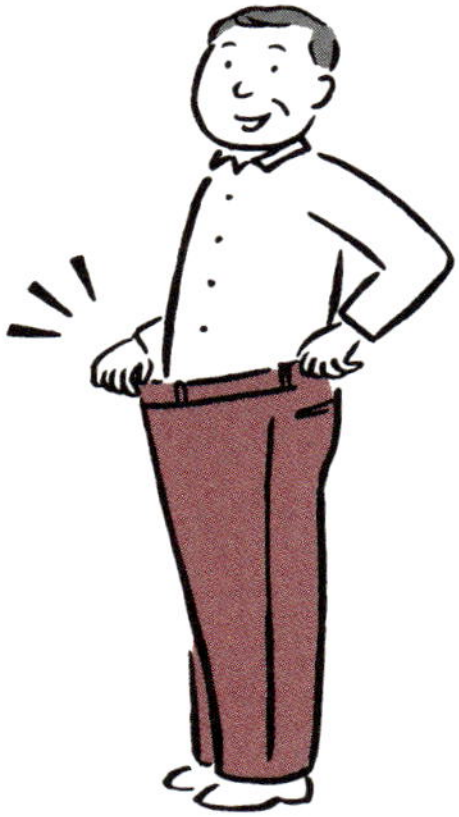

4章　「検査」を受けましょう

不安なら思い切って受診しよう

「胃食道逆流症では？」と思ったときに受診すべき診療科は、内科、消化器内科、胃腸科です。この病気の専門と言ってもいい「胸やけ外来」を標榜する病院やクリニックもあります。

別の病気の可能性も……

自覚症状のある人に検診をすすめるのは、胃食道逆流症と診断されれば適切な治療が受けられるからだけでなく、症状の似た別の病気かどうかを確かめるためでもあります。

●胃食道逆流症と紛らわしい病気

たとえば「のどがつかえる感じ」は、**食道がん**60ページでもよくある症状です。**胃炎**や**気管支喘息**53ページなども紛らわしい病気です。

また、「胸が締めつけられるように痛い」という症状は、狭心症、心筋梗塞でも起きます。これらも命に関わる病気なので、一度でも胸の痛みを感じたら、病院に行ってください。

機能性胸やけ25ページ、**好酸球性食道炎**、**食道運動障害**など、他の食道の病気もあります。検査の結果、逆流と症状に関連が認められなければ、これらの可能性も疑われます。酸の逆流の程度は正常で、酸以外の逆流と症状との間に関連がある「過敏性食道」という病気もあります。

食道からの逆流が起きる「食道アカラシア」

胃食道逆流症は下部食道括約筋がゆるむことで逆流が起きる病気ですが、まったく逆に下部食道括約筋がゆるまないために、食道から胃に食物が運ばれず、食道から口に逆流してしまう病気があります。

「食道アカラシア」といって、10万人に1人が発症する珍しいものです。

嘔吐と摂食を繰り返すため、よく「神経性食欲不振症」と間違えられます。神経性食欲不振症は若い女性に多い、心理的なストレスに起因する病気です。

一般的な検査とは

胃食道逆流症かどうかを調べる主な方法は、次の三つです。

①問診
②内視鏡検査
③酸分泌抑制薬による診断

①は必ずおこなわれますが、②と③はどちらか一方だけが一般的です。

ただし、「他の病気でないか」を確認する検査がおこなわれることがあります。たとえば、胸痛があれば「心電図」を、咳があれば「胸部レントゲン」をとります。食道がんの可能性があれば、組織の一部を採って顕微鏡で検査する「生検」もします。他の病気の可能性を取り除いたうえで、初めて胃食道逆流症の治療を開始することになります。

①問診

問診は自覚症状を調べるためのものですが、胃食道逆流症においては特に重視されます。

胸やけがあるか、呑酸《どんさん》があるかなどを聞かれますが、人によっては胃の痛みを「胸やけ」と表現してしまうこともあるので、医師が困るところです。

世界共通の問診票（QUEST問診票）が使われることもあります。症状の有無（胸やけ、胸痛など）のほか、食事との関連、胃薬の服用効果、お腹を圧迫することによる影響、症状の不快感の変化などを点数化し、6点以上なら「胃食道逆流症」、4〜5点なら「疑いあり」と判断されます。

ここでは日本で一般的な「Fスケール問診票」を紹介します。

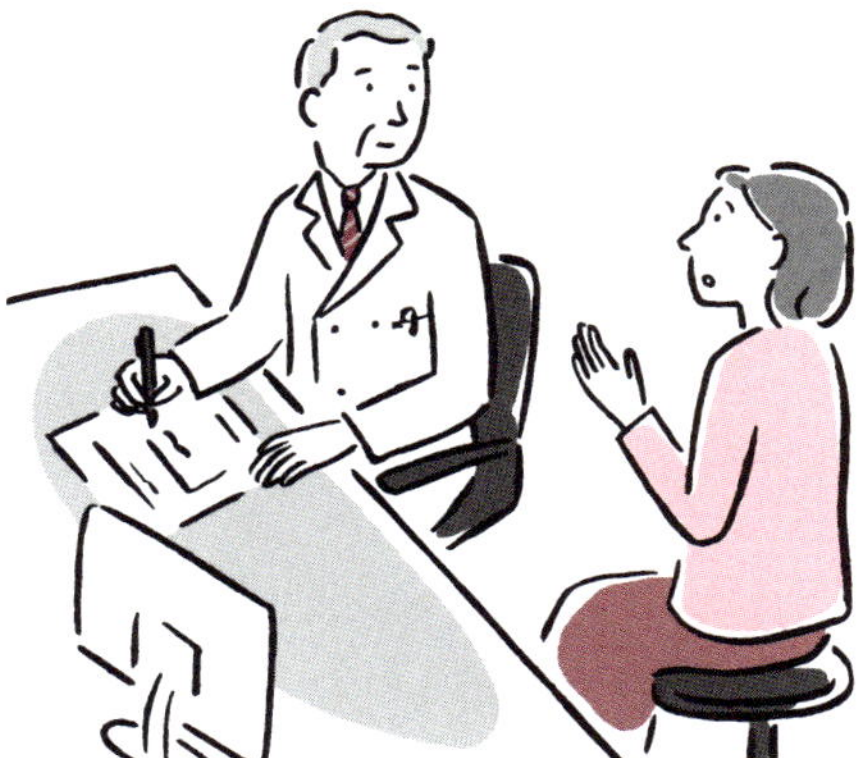

問診票の例「Fスケール問診表」

0	1	2	3	4
ない	まれに	時々	しばしば	いつも

◎ 胸やけがしますか？
（ 0 ・ 1 ・ 2 ・ 3 ・ 4 ）

◎ お腹が張ることがありますか？
（ 0 ・ 1 ・ 2 ・ 3 ・ 4 ）

◎ 食後に胃が重苦しい（もたれる）ことがありますか？
（ 0 ・ 1 ・ 2 ・ 3 ・ 4 ）

◎ 思わず手のひらで胸をこすることがありますか？
（ 0 ・ 1 ・ 2 ・ 3 ・ 4 ）

◎ 食べた後、気持ちが悪くなることがありますか？
（ 0 ・ 1 ・ 2 ・ 3 ・ 4 ）

◎ 食後に胸やけが起こりますか？
（ 0 ・ 1 ・ 2 ・ 3 ・ 4 ）

◎ のどの違和感（ヒリヒリなど）がありますか？
（ 0 ・ 1 ・ 2 ・ 3 ・ 4 ）

◎ 食事の途中で満腹になってしまいますか？
（ 0 ・ 1 ・ 2 ・ 3 ・ 4 ）

◎ ものを飲み込むと、つかえることがありますか？
（ 0 ・ 1 ・ 2 ・ 3 ・ 4 ）

◎ 苦い水（胃酸）が上がってくることがありますか？
（ 0 ・ 1 ・ 2 ・ 3 ・ 4 ）

◎ ゲップがよく出ますか？
（ 0 ・ 1 ・ 2 ・ 3 ・ 4 ）

◎ 前かがみをすると、胸やけがしますか？
（ 0 ・ 1 ・ 2 ・ 3 ・ 4 ）

（M.Kusano et al. : J Gastroenterol., 39,888(2004) より改変）

＊合計が8点以上なら、胃食道逆流症の可能性が高いと判断されます。

②内視鏡検査

細い管を、口か鼻から挿入する、いわゆる「胃カメラ」です。正式には「上部消化管内視鏡検査」と言います（「消化管」とは、口から肛門までの食べ物の通路のことです）。

これによって、食道裂孔ヘルニア38ページの有無も診断できます。消化性潰瘍《かいよう》や胃がんなども見つけることができます。

検査そのものは10分ぐらいですが、麻酔の仕方によっては検査後の休息時間も必要です。健康保険がきくので、費用は5000円前後（3割負担の場合）です。ただし、無症状の人が健診目的で内視鏡検査を受けると「自由診療扱い」となり、全額自己負担となります。

内視鏡検査に加えて「病理検査」を受ける場合には、料金が加算されます。組織をどこから、何カ所採ったかで料金は違ってきます。たとえば、のど、食道、胃からそれぞれ組織を採れば、3カ所分の料金がかかります。また、ヨードを吹き付けて粘膜を染色したり、特殊な波長の光を照射したりして画像を見やすくすることもありますが、この場合にも料金が加算されます。いろいろ加算されれば、3割負担でも2万円近くかかる場合もあります。

内視鏡検査の例

（協力：高良消化器内科クリニック）

検査の前

◎通常は予約が必要です。
◎内視鏡検査の前に一度訪れて、血液検査や問診を受けます。
◎服用中の薬があれば、必ず医師か看護師に伝えてください。

検査の前日と当日の朝

【検査が午前中の場合】

◎前日の夕食は軽めに、8時頃までにすませます。それ以降は水かお茶しか飲めません。
◎当日の朝食はとらずに出かけます。タバコを吸ってはいけません。検査の2時間前までなら、水は飲んでかまいません。

【検査が午後の場合】

朝食を午前7時までにすませ、水分は午後1時ぐらいまで飲んでも大丈夫です。

＊糖尿病の薬は、当日飲まないこと。インスリンも打ってはいけません。
＊血圧、心臓、てんかんの薬は飲んで行きます。
＊自動車、自転車を使ってはいけません。

検査の手順

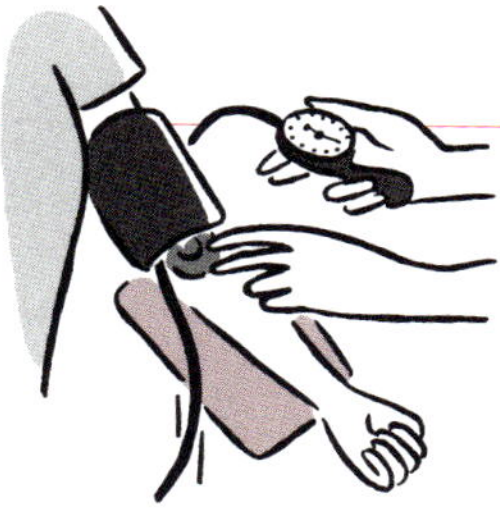

①血圧を測ります

▼

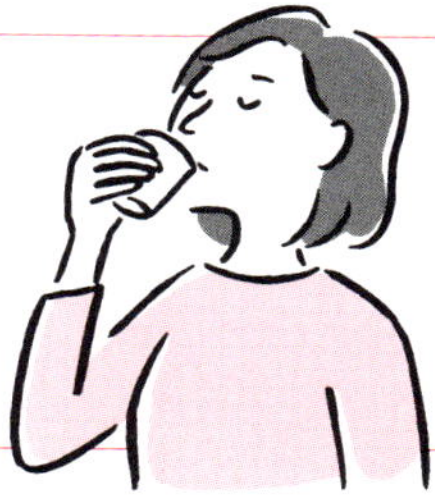

②胃の中をきれいにするために、シロップを飲みます

▼

③のどに麻酔をかけます（局所麻酔）

嘔吐感が抑えられ、苦痛がやわらぎます（それでも苦痛を感じることはあります）。

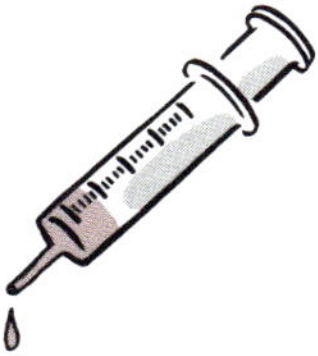

◎針の付いていない注射器で、ゼリー状のものをのどの奥に置きます。

◎３分間、上を向いてのどに浸透させ、その後で飲み込みます。

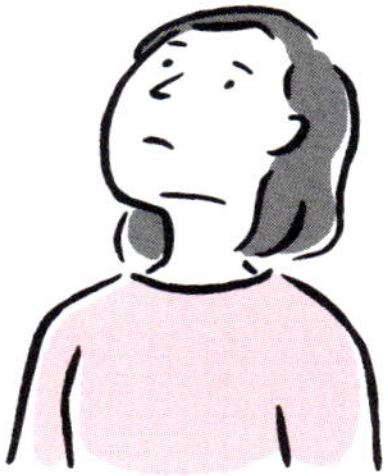

④鎮静薬を注射します

全身麻酔ではなく「意識下鎮静」と言い、呼びかけに反応する程度の量を注射され、少しずつ眠くなります。血圧が下がったり、呼吸が弱くなったりすることがあるので、検査中と検査後も意識がはっきりするまではモニターをつけます。

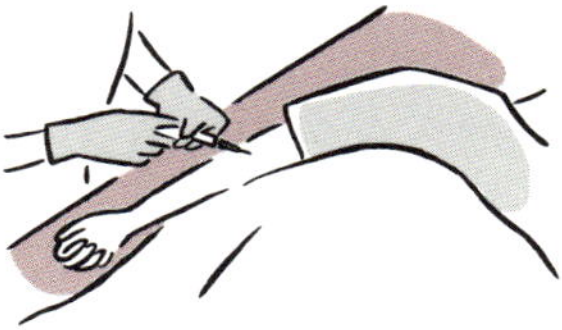

⑤スコープを口から入れます

◎ベッドに横たわり、マウスピースを着けます。

◎医師が画面を見ながら、少しずつスコープを体内に入れます。

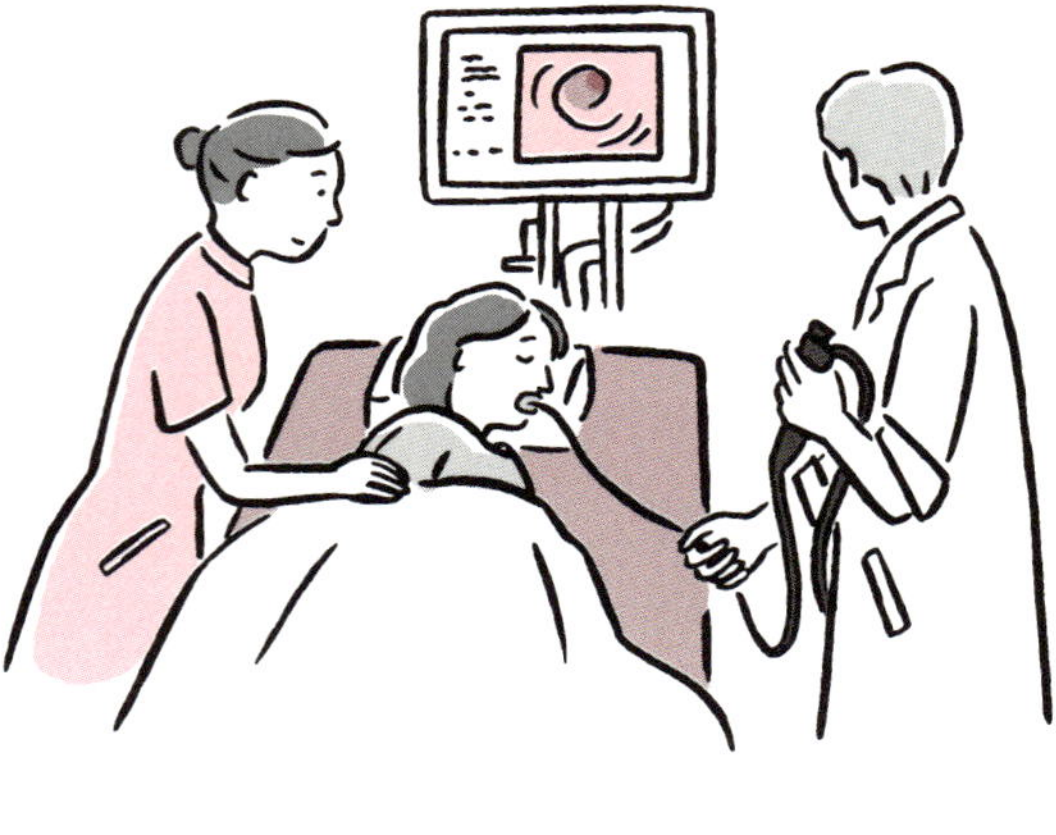

◎のどを通過するときに違和感を覚えますが、のどではなく、「呼吸」に意識を向けましょう。鼻から長く吸って、ため息をつくように吐きます。それを繰り返してください。

◎唾液を飲み込んではいけません。唾液が出たら、口の下に備えられた容器にそのまま流します。

検査後

◎ベッドで休んだ後で、医師からモニターを見ながら検査の結果が伝えられます。

◎内視鏡検査でピロリ菌がいそうだと判断されると、ピロリ菌の検査をすすめられることがあります（この場合には、保険がききます）。

◎のどの麻酔は、検査後1時間程度してから取れます。それまでは、水も飲んではいけません（誤嚥の可能性があるため）。

◎当日は、消化の良いものを食べてください。

下記のものは避ける

お酒、タバコ、カフェイン、炭酸飲料、香辛料、柑橘類、揚げ物、極端に熱いものや冷たいもの

後日

◎内視鏡検査中に「生検」のための組織を採った場合には、その検査結果を聞きに行きます（1～2週間後）。

「鎮静薬（意識下鎮静）」の良い点と悪い点

良い点	悪い点
◎意識がぼんやりした状態になる	◎意識がなくなることがある
◎検査の不安やストレスがやわらぐ	◎血圧が下がることがある
◎検査による苦痛や不快感がやわらぐ	◎呼吸が弱くなることがある
◎検査が繰り返し受けやすい	◎検査後、しばらく休む必要がある
	◎当日の運転を控える必要がある

「経口内視鏡検査」と「経鼻内視鏡検査」

	経口	経鼻
内視鏡径	直径 8-9mm	直径 5-6mm
嘔吐感	強い	ほとんどない
挿入時のつらさ	気になる	あまり気にならない
息苦しさ	気になる	あまり気にならない
満腹感	気になる	あまり気にならない
検査中の会話	あまりできない	できる
心拍数	増加する	わずかに増加する
血圧	やや増加する	あまり変わらない
心筋の酸素消費	増加する	変わらない
画像の解像度	高い	低い

「経口タイプ」と「経鼻タイプ」

146ページから紹介したのはスコープを口から入れる方式（経口）ですが、鼻から入れる方式（経鼻）もあります。

経鼻内視鏡はスコープが舌根部に触れないため、経口内視鏡に比べて咽頭反射（のどが「げっ」となること）が少なく、管が細いために挿入もあまり気にならないという利点があります（少しぐらいの鼻炎やアレルギーがあっても影響しません）。

ただし、人によって鼻の痛みや鼻血がともなうことがあります。また、経鼻のほうが管が細いだけに、経口に比べて画質が劣ります（もっとも近年は機器が進歩して、経鼻内視鏡の画質も向上してきています）。

診断は医師によって異なることも

残念ながら、内視鏡の画像は肉眼で確認するため、医師によって診断が異なることがあります。実際、「バレット粘膜がある」と診断された人が別のクリニックでセカンドオピニオンを求めたところ、「何もない」と診断されたケースもあります。

③酸分泌抑制薬による診断

これは、胸やけがあっても内視鏡検査で異常が見つからない場合や、内視鏡検査ができない場合、あるいは問診でほぼ診断がついた場合におこなわれます。

治療に使われる「プロトンポンプ阻害薬（ＰＰＩ）」という酸分泌抑制薬を7日間試しに服用して、症状が改善するかどうかを調べます。「ＰＰＩテスト」とも呼ばれ、症状が改善すれば胃食道逆流症の可能性が高いと診断されます。

つまり「診断」と「治療」を並行しておこなうもので、「診断的治療」とも呼ばれます。

これを内視鏡検査の前におこなう医師もいます。特にピロリ菌の感染が疑われる場合で、その場合にはＰＰＩではなく、「H_2ブロッカー」という別の酸分泌抑制薬が使われます。内視鏡検査の前にピロリ菌に感染していないかを調べるのですが、検査の前にＰＰＩを服用してしまうとピロリ菌の検査の感度が落ちてしまうからです。

症状が「つかえ感」で、服用でまったく良くならなければ、のどの機能の問題や心因的な原因が疑われることもあります。

進化してます！
詳しく調べるための検査

大きな施設でおこなわれる、次のような検査もあります。

● 24時間食道pHモニタリング

下部食道括約筋の上縁5cmにpH電極を内視鏡で取り付け、24時間、普通の生活を送りながら胃酸の逆流を測定します。これで逆流している時間や頻度、酸度（pH）がわかります。1日の変化が刻々と記録されるため、食事、睡眠、生活習慣と逆流との関連がわかり、薬の効果なども判定できます。

従来は、鼻から細い管を通していたため楽な検査ではありませんでしたが、ワイヤレスタイプ（pHモニター部を食道粘膜に固定し、記録装置へデータを送信する）が登場したため、快適になっただけでなく、長時間の測定が可能になりました。

● 24時間食道インピーダンス・pHモニタリング

たくさんの電極を付けた装置を食道に入れ、隣接する2電極間の電気抵抗（インピーダンス）を測定し、食道を通過する内容物の性状（気体・液体・混合）、移動の方向（嚥下・逆流）を判定します。逆流しているものが胃酸なのか、他のもの（弱酸・非酸、胆汁や膵液など）なのかも判定できます。

これによって、逆流によって症状が起きる「非びらん性胃食道逆流症」なのか、逆流がないのに症状が起きる「機能性胸やけ」なのかも区別できるようになりました。

逆流を捉えるうえで、今、最も精度の高い検査法です。

日本人は「軽症」がほとんど

検査をもとに診断と治療法が決まる

多くの場合は、問診と内視鏡検査で診断がなされます。「胃食道逆流症」であるという診断がつけば、症状に応じて薬が処方されたり、生活を改善するように指導されたりします。一定期間の後にまた検査を受け、症状の改善具合に応じて次の治療方法が検討されます。

薬を飲んでも症状が続く場合には、「心理的な要因が強い」か、「食道運動障害」「知覚過敏による胃酸以外の逆流による症状」「好酸球性食道炎と呼ばれる特殊な食道炎」の可能性もあるので、専門の病院で精密検査を受けることになるかもしれません。

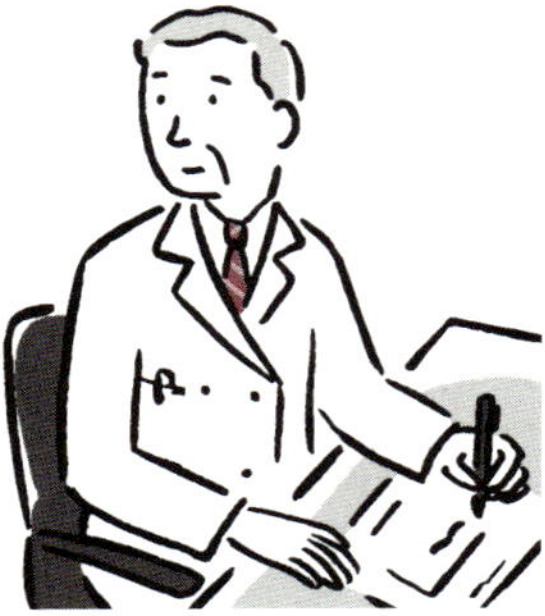

「診断結果」は大雑把に伝えられる!?

胃食道逆流症は、軽症から重症までのグレードに分けられています。グレードは炎症がどの程度まで進行しているか、内視鏡で検査した結果で診断されます。

次頁の表は「改訂ロサンゼルス分類」と呼ばれます。世界的に用いられている「ロサンゼルス分類」ではA~Dの4段階に分けられていますが、日本ではその4段階に属さない軽症の患者が多いため、独自にNとMを追加して6段階で評価しています（ただし日本でも80代以上になると、グレードDが多くなっています）。Nはノーマル、Mはミニマル（最小限）で、この二つが「非びらん性胃食道逆流症22ページ」に入ります。

グレードCやDになると、出血もあります。特に高齢者、糖尿病や膠原病などがある人、大酒飲みなどの条件が重なると、出血が多くなるようです。

ただし、実際には「あなたのグレードは~」と説明されることは少なく、たとえ非びらん性胃食道逆流症でも「逆流性食道炎ですよ」とだけ伝えられることが多いようです。

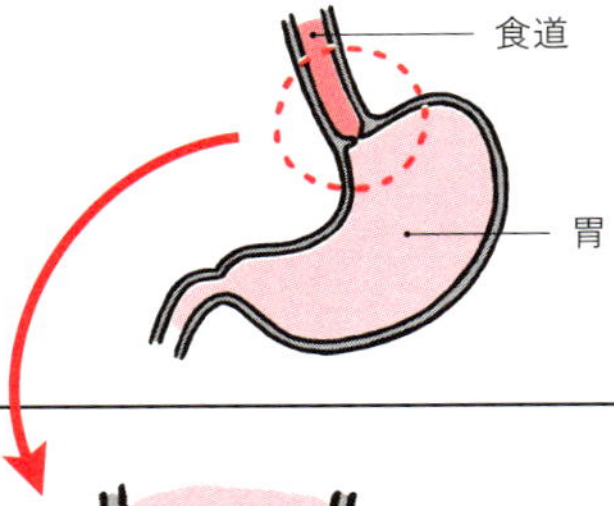

グレード N

内視鏡では特に変化が
認められない

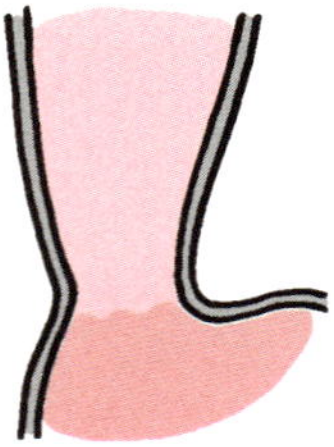

グレード M

色調が変化している

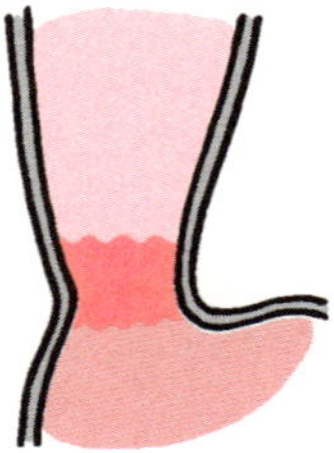

グレード A

長径が5mmを超えない
粘膜障害が、粘膜ひだ
の一部にある

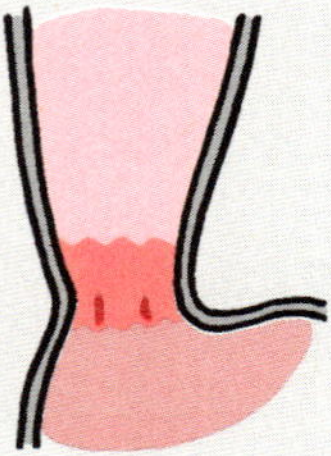

胃食道逆流症の病系分類（「改訂ロサンゼルス分類」より）

グレードB

最低1カ所の粘膜障害が5mm以上あるが、連続していない

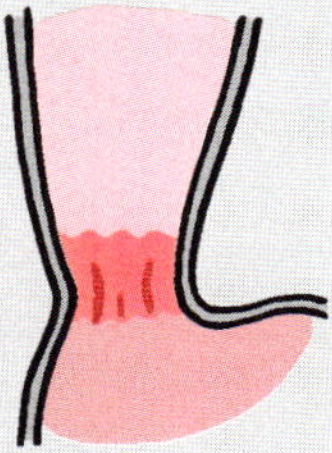

グレードC

最低1カ所の粘膜障害が複数のひだに連続して広がっているが、全周性（内壁を一周している）ではない

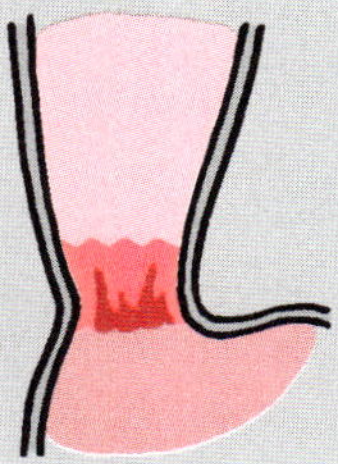

グレードD

全周性の粘膜障害がある（80代以上に多い）

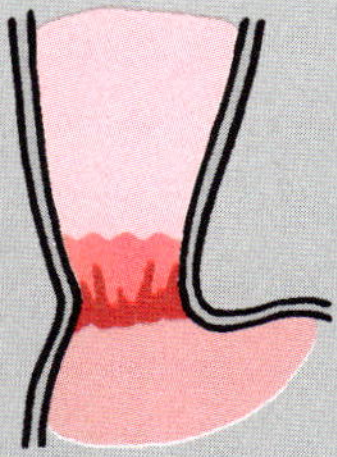

自覚症状と検査結果は必ずしも比例しない

患者自身の自覚症状と、検査による重症度は、必ずしも一致するわけではありません。

まったく症状がないのに炎症が起きている人もいますし、バレット食道になっている人もいます。逆に、呑酸などの症状に悩まされてかなり重症だと思っていたのに、検査の結果はグレードMだった、というケースもあります。

炎症があるのに無症状という人は、高齢になるほど増える傾向にあります。炎症がかなり重症なのに、胸やけなどの典型的な症状は少なく、咳などの症状のほうが強い、というケースも高齢者には多いです（逆に、炎症の見られない非びらん性胃食道逆流症では、高齢になるほど胸やけ症状が多くなっています）。

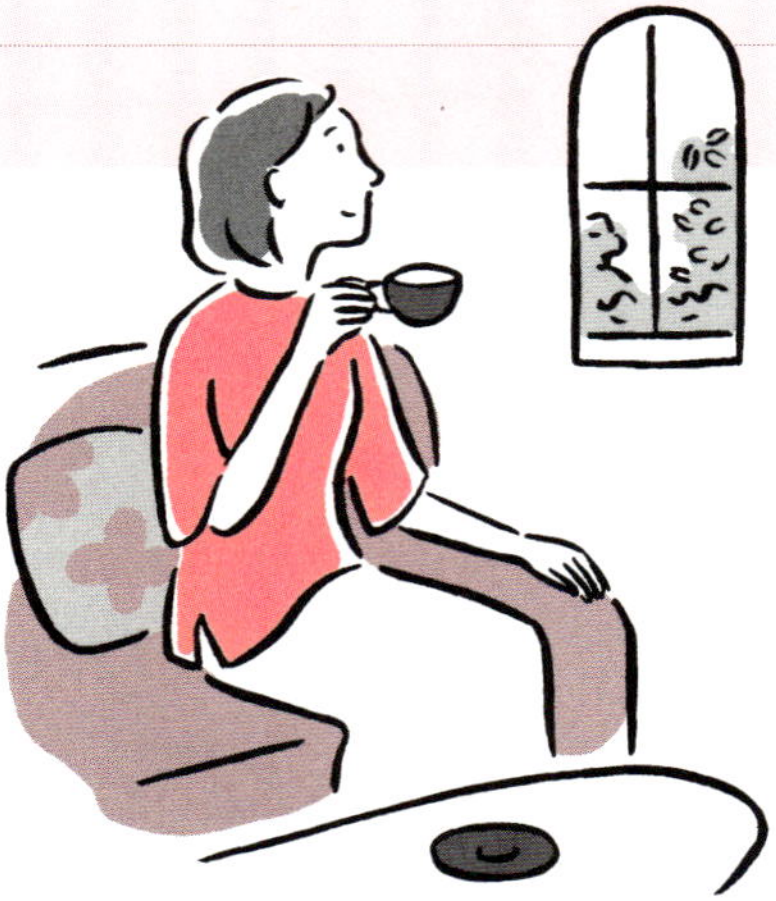

5章 「治療」方法を知っておきましょう

胃食道逆流症は治るのか？

治りにくく、再発しやすい病気だが……

ごく軽症の胃食道逆流症20ページであれば、標準量の薬の服用で、ほぼ100パーセントの人が治ります。全体では、薬の服用で**逆流性食道炎の約8割**の人、**非びらん性胃食道逆流症で約5割**の人に**症状の改善**が見られます。

ただ残念なことに、この病気は再発しやすく、根治もしにくいのです。薬では逆流そのものを止めることができないからです。

そのため、いったん症状が収まっても、薬をまったく飲まなければ、ほとんどの人は再発します。ある調査によれば、薬で症状が改善した後に服用を中止すると、6カ月間で82パーセントの人は症状が再発していました。

薬を飲み続ければ、炎症の原因を減らして症状を改善することができます。

症状がコントロールできれば、QOLは健康な人のレベルにまで戻ります。ですから、医師たちは治療の目的を「胃食道逆流症を治すこと」ではなく、「症状を改善してQOLも改善すること」「重症の場合には合併症を予防すること」としています。

「合併症の予防」も治療目的の一つ

重症の場合、再発を繰り返した結果、合併症52ページが現れることがあります。

「貧血」「出血」「食道狭窄」などで、悪くするとバレット食道から「食道腺がん」に進むことがあります。特に「20年以上にわたって強い胸やけのある人」は、食道腺がんにかかりやすいとされています。

そのような合併症を防ぐことも、治療の目的です。

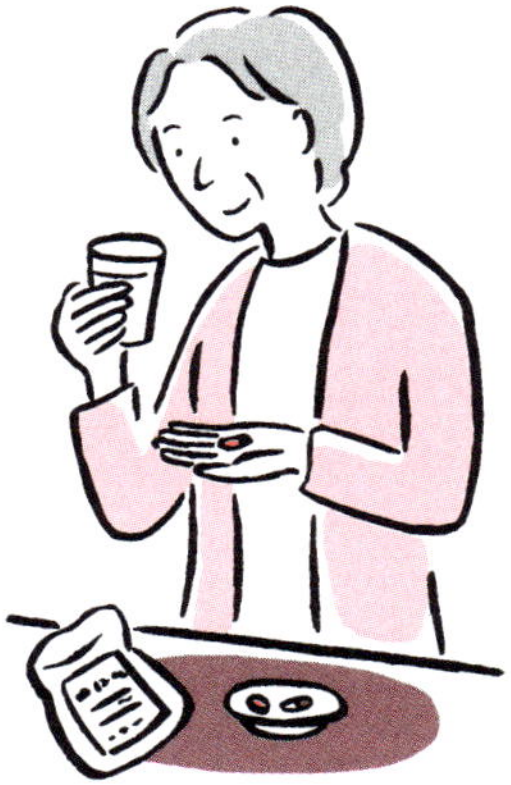

三つの主な治療方法

胃食道逆流症の治療には、①**生活改善**、②**薬物療法**、③**手術**があります。

①生活改善

たいていの人に、逆流を引き起こしてしまう「生活習慣」があります。そのような習慣を改めることで、症状の改善が期待できます（２章参照）。ただし、生活習慣を改めるだけでは効果は薄く、**薬の服用と同時に取り組めば有効**だと言われます。

②薬物療法

「治療」の基本は、薬を飲むことです。

薬には、いろいろな種類があります。「胃酸35ページの分泌を抑制して、逆流する量を減らす薬」

「胃酸の酸度を弱める薬」34ページ「胃食道の蠕動運動を高める薬」39ページ「食道の粘膜を保護する薬」など、それぞれの効果は異なります。ただし、逆流そのものを抑える薬はありません。

薬物療法のなかで第一選択薬とされているのは、胃酸の分泌を抑える「プロトンポンプ阻害薬（ＰＰＩ）」です。

③手術

日本ではまだあまりおこなわれていませんが、「薬物療法＋生活改善」でも効果がない重症者には、手術を勧められることがあります。また、薬を長期にわたって飲みたくないという理由で手術を受ける人もいます。

欧米では、年単位で薬を飲み続けるよりは、手術が勧められます。実際、アメリカでは年間に2万件の手術がおこなわれています。日本では年に数百件と見られますが、これからはもっと増える可能性があります。

主流は「腹腔鏡下噴門形成術」です。傷口が小さく、術後の痛みが少なく、入院期間は短くてすみます。

薬の基本は「胃酸の分泌の抑制」

最初に処方されるのは酸分泌抑制薬

たいていの場合、最初に処方されるのは、胃酸の分泌を抑える「酸分泌抑制薬」です。

・プロトンポンプ阻害薬（ＰＰＩ）
・H_2ブロッカー

この2種類があり、より効果があるのはＰＰＩです。ＰＰＩは食道の炎症を抑えるだけではなく、「非心臓性胸痛」15ページや、「胃食道逆流症を合併する喘息《ぜんそく》（単なる喘息ではない）で夜に症状が出る人」にも効果があります。

ＰＰＩにもH_2ブロッカーにも複数の薬があり、医師は価格が低く、酸の分泌を抑える効果の弱いものから始めて、患者の様子を見ながら、薬の種類を変えたり量を調整したりします。

4〜8週間は「初期治療」

最初はプロトンポンプ阻害薬（ＰＰＩ）を毎日、4〜8週間ぐらい服用するのが一般的です。これを「初期治療」と呼びます。H_2ブロッカーが使われる場合もあります。

軽症であれば、初期治療で症状は良くなります。ＰＰＩで80〜90パーセントの人が、H_2ブロッカーで40〜70パーセントの人が、治癒するか症状がなくなるかしています。

初期治療で効果が見られなければ、薬の量が増やされたり、別の薬に変わったり、「消化管運動改善薬」などと併用したりして、服薬を続けることになります。逆に、週に2回だけになるなど、量が減らされることもあります。

初期治療の後で自覚症状や軽い炎症が残っていても、日常生活に支障がないぐらいになれば、薬は中止になります。

「酸分泌抑制薬」ってどんな薬？

プロトンポンプ阻害薬（ＰＰＩ）

胃酸は、化学物質「アセチルコリン」「ヒスタミン」「ガストリン」などが、胃粘膜の細胞にある「受容体」に結合することで分泌されます。

一方、胃壁の細胞膜には「プロトンポンプ」という分子があります。アセチルコリン、ヒスタミン、ガストリンなどは、このプロトンポンプに集められ、最終的には**プロトンポンプから胃酸が分泌**されます。

ですから**プロトンポンプの機能を阻害すれば、胃酸の分泌を抑えられる**のです。ＰＰＩはこのプロトンポンプに付着して、その機能を阻害します。

服用すれば、約24時間は胃酸の過剰分泌を抑えられます。

新薬「ボノプラザン」が最強

２０１５年に登場したボノプラザン（商品名：タケキャブ®）は、それまでのＰＰＩよりも効果が高いとされます。

プロトンポンプは酸を分泌する際に、カリウムを取り込みます。ボノプラザンはカリウムの取り込みを阻害し、プロトンポンプは酸を出せなくなります（「カリウムイオン競合型アシッドブロッカー（Ｐ－ＣＡＢ）」とも呼ばれます）。従来のＰＰＩが酸が分泌される段階でプロトンポンプに付着して作用するのと違い、効果が早く出るのです。

ボノプラザンは強いアルカリ性なので、胃酸の中でも安定して長く胃酸の分泌を抑えます。また、効果の個人差がとても小さいとされています。

PPIの働き

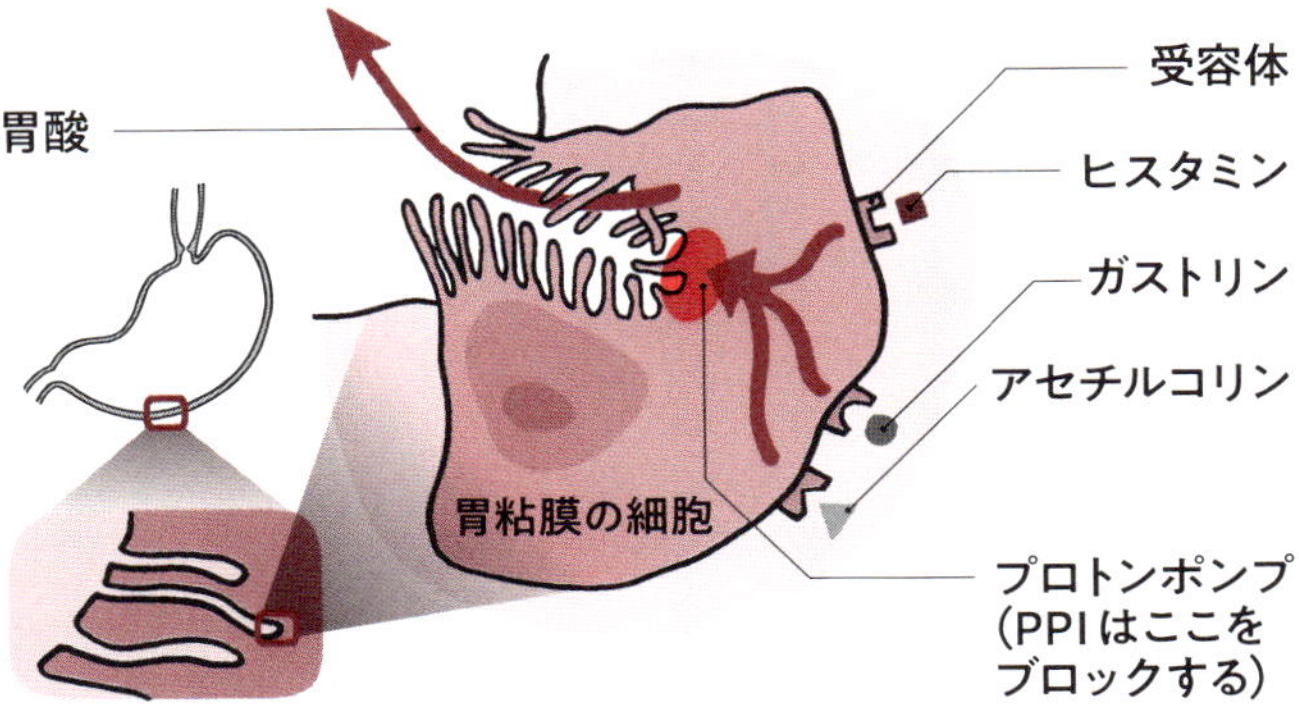

通常は1日1回の服用で4週間までですが、効果が不十分な場合には8週間まで伸びることがあります。再発・再燃を繰り返す場合には、20ミリグラムから10ミリグラムになどと量を減らして1日1回服用しますが、効果が不十分なら量を戻して服用することもあります。

効果もさることながら、価格も高いため、医師はまず価格と効果の低いラベプラゾール（商品名：パリエット®）やランソプラゾール（商品名：タケプロン®）などから始めて、効果が出なければボノプラザンに切り替えるケースが多いはずです。

●非びらん性にはやや効きにくい

胃から食道に逆流するのは、胃酸だけではありません。**非びらん性胃食道逆流症**24ページ**には、非酸や弱酸（十二指腸から分泌される胆汁や膵液）の逆流が多い**ため、ＰＰＩを服用すると、逆流に占める酸が減少する代わりに酸以外の割合が増えることになります。そして残念なことに、酸以外の逆流によっても、同じ症状は起こるのです。

ですから、胃酸以外の逆流も多い非びらん性胃食道逆流症の人は、逆流性食道炎の人に比べて、ＰＰＩの効果が弱い傾向があります。

●PPIが効きにくい「PPI抵抗性胃食道逆流症」

患者のうち**約15パーセントは、標準量のPPIを8週間飲んでも食道の炎症が治らないか、症状が改善しない**「PPI抵抗性胃食道逆流症」です。逆流性食道炎にも、非びらん性胃食道逆流症にもあるもので、それぞれ「PPI抵抗性逆流性食道炎（PPI抵抗性GERD）」と「PPI抵抗性非びらん性胃食道逆流症（PPI抵抗性NERD）」と呼ばれます。23ページ

▼PPI抵抗性逆流性食道炎

1日の服用回数と1回の量を増やすことで効果が期待できます。通常の服用で効果のなかった重症者の場合、1日2回・8週間も保険適用になります。

▼PPI抵抗性非びらん性胃食道逆流症

逆流の多くを占める非酸・弱酸が食道の上のほうにまで達することで、症状が出ると考えられます。酸以外で症状が現れるのは、食道の粘膜が知覚過敏になっているからです。PPIに加えて「消化管運動機能改善薬」を併用することで、症状の改善が期待できます。

H_2ブロッカー

ヒスタミン166ページは特に胃酸分泌に関わっている化学物質です。そして胃粘膜の細胞でヒスタミンを受け取る「H_2受容体」を阻害して、胃酸の分泌を抑えるのが「H_2ブロッカー」です。

酸の分泌を抑える効果はＰＰＩよりも弱いので、長く服用しなければならないときに選ばれることがあります。また、持病やアレルギーなど、何らかの事情によってＰＰＩを使えない場合にも処方されます。

ただし、血小板が減少するなどの副作用が生じることがある、という指摘もあります。

2種類ある酸分泌抑制薬の違い

	プロトンポンプ阻害剤（PPI） 酸分泌の最終段階である「プロトンポンプ」を阻害する	H_2ブロッカー 胃粘膜にある胃壁細胞の「ヒスタミンH_2受容体」に拮抗する
胃酸抑制力	強力	PPIより弱い
効果	日中	夜間
投与日数	初期治療では８週間	制限なし
服用回数	１日に１回	1日に２回
ピロリ菌の検査	影響あり	影響なし

ごくごくまれですが……
酸分泌抑制薬の副作用

めったにないのですが、下記の副作用も起きることがあります。症状は、薬の種類によっても異なります。

◎「PPI」の副作用

・下痢	・白血球減少	・腹部膨満感
・食道炎	・悪心	・軟便
・味覚異常	・かゆみ	・ALT 上昇
・発疹	・カンジダ症	・AST 上昇
・過敏症	・貧血	・便秘
・口が渇く	・血小板減少	・AIP 上昇
・蕁麻疹	・白血球増加	・LDH 上昇
・肝機能異常　など		

◎「H_2 ブロッカー」の副作用

・便秘	・眩暈	・発疹
・うつ状態	・痙攣	・ショック
・白血球減少	・再生不良性貧血	・可逆性の錯乱状態
・下痢	・徐脈	・アナフィラキシー
・AIP 上昇	・頻脈	・無顆粒球症
・汎血球減少	・房室ブロック	・肝機能異常　など

word

プロトンポンプ阻害薬（PPI）

胃食道逆流症の第一選択薬で、PPI は proton pump inhibitor の略。初期治療には、下の①～④のどれかが選択されることが多い。朝食の30～60分前に服用する（8週間まで）。

①オメプラゾール（オメプラール®錠 か オメプラゾン®錠 20mg）1錠

②エソメプラゾール（ネキシウム®カプセル 20mg）1カプセル

③ランソプラゾール（タケプロン®カプセル / OD錠 30mg）1錠

④ラベプラゾール（パリエット®錠 10mg） 1錠

◎ PPIの例

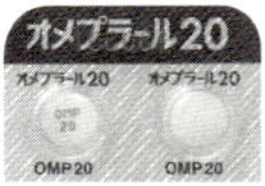

オメプラール®
（アストラゼネカ）

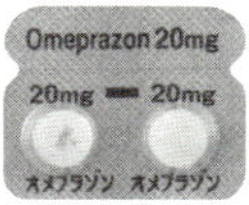

オメプラゾン®
（田辺三菱製薬）

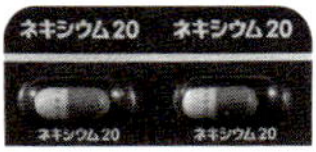

ネキシウム®
（アストラゼネカ）

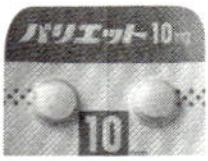

パリエット®
（EA ファーマ）

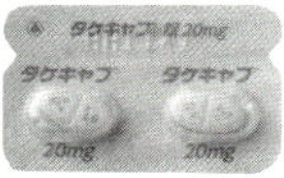

タケキャブ®
（武田薬品）

＊同じ薬でも、錠剤とカプセル、また5mg、10mg、20mg、30mgなど、いろいろな種類があります。

胃食道逆流症に使われる治療薬① 酸分泌抑制薬

分類	一般名（有効成分）	商品名（製薬会社）
プロトンポンプ阻害薬（PPI）	オメプラゾール	オメプラール®（アストラゼネカ） オメプラゾン®（田辺三菱製薬）
	ランソプラゾール	タケプロン®（武田薬品）
	ラベプラゾール	パリエット®（EAファーマ）
	エソメプラゾール	ネキシウム®（アストラゼネカ）
	ボノプラザン	タケキャブ®（武田薬品）
H_2ブロッカー（ヒスタミンH_2受容体拮抗薬）	ファモチジン	ガスター錠®（LTL ファーマ）
	ラニチジン	ザンタック®（GSK）
	シメチジン	タガメット®（大日本住友製薬）
	ロキサチジン	アルタット®（あすか製薬）
	ニザチジン	アシノン®（ゼリア新薬）
	ラフチジン	プロテカジン®（大鵬薬品）

＊PPIとH_2ブロッカーを同時に併用する場合は、基本的に保険が適用されません。

「酸分泌抑制薬」以外の薬も使われる

酸分泌抑制薬と同時に併用する形で、次のような薬が処方されることもあります。

● 消化管運動機能改善薬

「消化管運動機能改善薬」は、弱ってしまった蠕動《ぜんどう》運動を改善します。「食道の蠕動運動」32ページを改善して逆流してきた胃液を胃に排出する働きと、「胃の蠕動運動」を改善して胃から腸への排出を促進する働きがあります。

重症になると処方され、PPIと併用することで症状が良くなります。

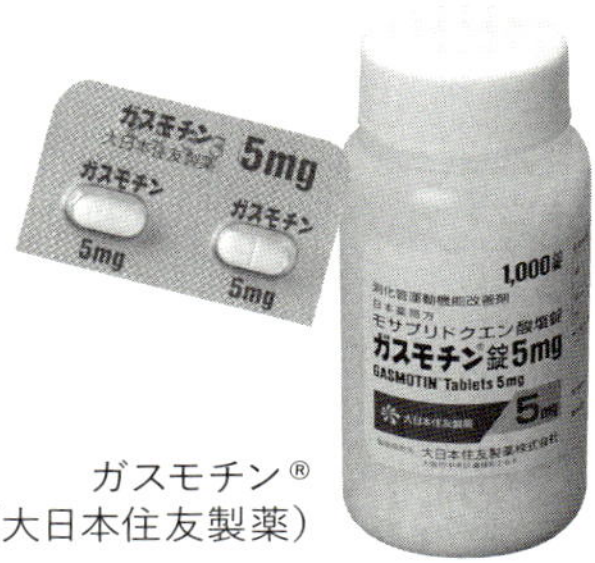

ガスモチン®
（大日本住友製薬）

粘膜保護薬

「粘膜保護薬（アルギン酸塩）」は、食道の粘膜をおおうことで、逆流してきた胃液から食道を守ります。また、酸の逆流も抑制します。結果として、症状の改善効果があります。

ただし、効果のある時間が短く、1日に4回以上の服用が必要となるため、重傷の人には適しません。ほとんどは胃酸を抑える薬と一緒に使います。

副作用は少ないのですが、便秘や下痢が起きることがあります。

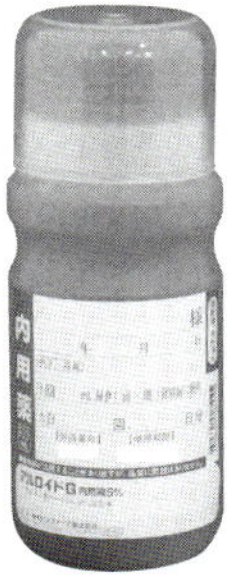

アルロイド® G内用液5％
（カイゲンファーマ）

制酸薬

「制酸薬（酸中和薬）」には、胃酸を中和する働きがあります。

速効性がありますが、約30分で胃に排出されてしまうため、軽症の人に症状が出たときに、補助的に使われることが一般的です。

副作用として便秘や下痢が起きることがあります。

●漢方薬

漢方薬が使われることもありますが、単独で処方されることは少ないでしょう。

▼六君子湯《りっくんしとう》

胃腸の機能低下、食欲不振、胃痛、嘔吐の治療に使用される漢方薬ですが、PPIと併用することで、症状が改善する効果があると言われます。

PPI抵抗性胃食道逆流症169ページでは、PPIと六君子湯を併用することで、PPIを2倍量服用したときと同じ効果があるとされています。

特に、男性の非びらん性胃食道逆流症

胃食道逆流症に使われる治療薬の例②

分類	一般名（有効成分）	商品名（製薬会社）
消化管運動機能改善薬	モサプリド	ガスモチン®（大日本住友製薬）
粘膜保護薬	スクラルファート水和物	アルサルミン®（中外製薬）
	アルギン酸ナトリウム液	アルロイド®G（カイゲンファーマ）
制酸薬	水酸化アルミニウム、水酸化マグネシウム	マーロックス®（サノフィ）
蛋白分解酵素阻害薬	カモスタットメシル酸塩	フオイパン®（小野薬品）

に効果が高いというデータがあります。

▼半夏厚朴湯《はんげこうぼくとう》

気分がふさいで、のどに異物がへばりついたような違和感があるときや、咳、しわがれ声などに使われる漢方薬です。つかえ感のある非びらん性胃食道逆流症の患者にこれを使う医師もいます。

●蛋白《たんぱく》分解酵素阻害薬

「蛋白分解酵素阻害薬」は、消化酵素の働きを抑制します。184ページ術後食道炎に用いられます。

「市販薬」は一時的な効果しかない

胃酸過多による胸やけやゲップ対策として、酸の分泌を抑えたり酸を中和したりする「胃腸薬」が市販されています。そういう市販薬は一時的な症状を改善するためのもので、逆流性食道炎を治せるわけではありません。炎症がある場合、市販薬で一時的に症状は収まっても、すぐに症状が再発します。胃食道逆流症の治療には、医師が処方した薬を服用することが必要です。

治療が長期間になるとき

服薬を続ける「維持療法」

残念ながら、重症の人は初期治療だけでは治癒しにくい傾向があります。そして炎症が強かった場合には、たとえ症状がやわらいでも、薬をやめればほぼ確実に「再発」します。また、食道狭窄（52ページ）、バレット食道（56ページ）、食道腺がん（60ページ）などにつながる可能性もあります。ですから**重症の人は自覚症状や炎症が改善した後も薬を続ける**ことになるのですが、これを「維持療法」と呼びます。

炎症が軽かった人でも、薬をやめて不快な症状が再び現れた場合には、維持療法が検討されます。

維持療法は何年も何十年も続くことがありますが、生活改善と薬の服用で炎症がなくなる人もいます。

維持療法で処方される**PPIには、症状が治まっている状態を維持し、食道の炎症の再発を抑制する効果**があります。薬物療法が長くなる場合は、ＰＰＩではなく**H_2ブロッカーが使われることも**あります。同じ酸分泌抑制薬でもＰＰＩのほうが効果が強いだけに、副作用の心配を否定できないからです。

オンデマンド療法

いったん症状が消えた後に、医師から薬を処方されて「飲みたいときに飲めばいいですよ」と言われたら、それは「オンデマンド療法」です。患者自身の判断で、症状が出たとき、または症状が出そうだと感じたときに薬を再開し、症状が消えたらやめる、つまり**患者自身が必要に応じて**服薬する治療法です。

ＰＰＩの初期治療で効果のあった非びらん性胃食道逆流症や、軽症の逆流性食道炎の人には、ＰＰＩによるオンデマンド療法も検討されます。

使用する薬の種類によって、効果や費用には差があります。

PPIを長期間服用した副作用は未確認

PPIの酸抑制効果は強いだけに、維持療法として長期間にわたって服用していると、胃液の酸度が低いままの状態が続き、「消化管感染症」などにかかる可能性が否定しきれません。

カルシウムの吸収障害などによる「大腿骨頸部骨折」の可能性もあります。「下痢」を起こすことも、さらに酸化マグネシウムの下剤が効きにくくなることもあります。

また、「白色扁平隆起」というポリープができることもあります。もっともポリープに自覚症状はなく、がん化する危険性は低いと言われています。

女性が長期に服用すると、「骨粗鬆症」になる可能性も指摘されています。

実際、PPIを10年、20年と飲み続けたときの影響は未確認です。

「手術」という選択肢

酸分泌抑制薬は「胃酸の分泌を抑える手段」ですが、**手術は「逆流を防止する手段」**です。

欧米のデータですが、薬物による維持療法よりも手術のほうが、胃食道逆流症が原因で起きた睡眠障害や呼吸器の症状、酸や胆汁の逆流、バレット粘膜について、改善の度合いは高いことがわかっています。そのため欧米では、重症患者には手術が勧められることが多く、日本でもこれから増えていく可能性があります。

どんなときに手術をするのか

服薬で効果がなかった場合や、若い人が長年薬を飲み続けたくないと希望する場合、あるいは大きな食道裂孔《れっこう》ヘルニアがある場合などは、手術が検討されます。

特に「PPI抵抗性胃食道逆流症」169ページには手術がいいとされています。

「開腹手術」から「腹腔鏡《ふくくうきょう》手術」へ

以前は傷口の大きな開腹手術が主流でしたが、近年は開腹手術に比べて傷口が小さく体の負担が少ない腹腔鏡手術がおこなわれています。お腹から器具を入れることには変わりありませんが、内視鏡を使うため、痛みが少なく、入院日数も短くなりました。3日間の入院で約20万円（3割負担）という例もあります。

腹腔鏡手術（噴門形成術）

胃で食道の下部を包み込む、熟練した外科医の腕が必要な、全身麻酔の外科手術です。

①食道裂孔ヘルニアがあれば、それを修復（胸隔内に入った胃を腹腔内に戻し、広がった食道裂孔を縫い縮める）します。

②食道に胃を巻きつけます。主に二つの方法があります。

ニッセン法
・食道の一定箇所に胃を360度巻きつける（全周性）
・逆流防止効果がトゥーペ法よりも高い

トゥーペ法
・食道の後ろを中心に3分の2周ぐらい巻きつける
・術後の嚥下障害や腹部膨満を防ぐのに適している

◎ニッセン法

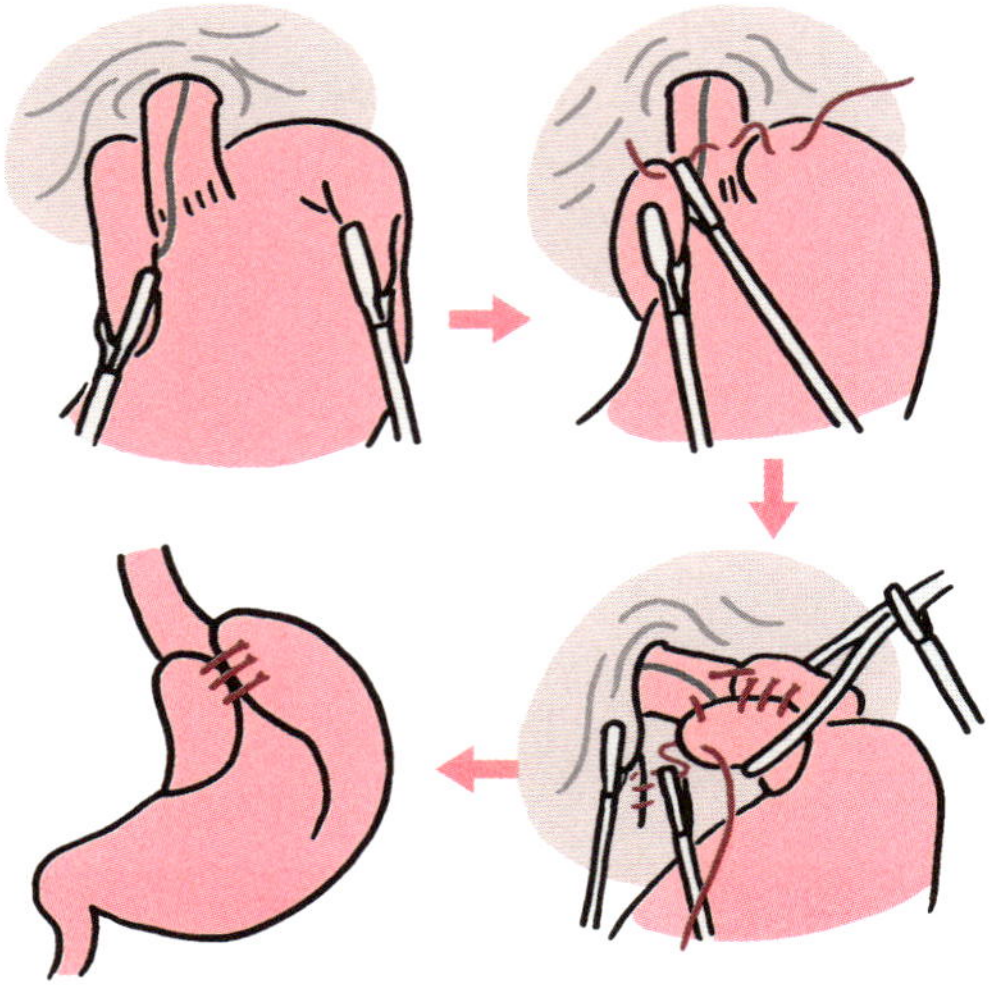

技術の進む「内視鏡治療」

近年は、経口内視鏡で治療することもあります。症状の改善が見られ、ＰＰＩを減らすことにもつながっています。

内視鏡を使う治療もいろいろな方法が模索されてきましたが、主に3種類の方法がとられています。第1は噴門に逆流をせき止める「ひだ（皺襞《すうへき》）」を作る方法、第2は下部食道括約筋の領域を熱変性させる「焼灼法」、第3は下部食道括約筋の領域に異物を注入する「局注法」です。

新しい内視鏡治療（EsophyX™）

内視鏡に沿わせて口から挿入し、食道と胃の境目に「逆流防止弁」を作る、新しい内視鏡治療の噴門形成術も出てきています。EsophyX™がその代表格で、最も効果があるとされています。ただし、保険は適用されません。

「術後食道炎」の治療では薬が増える場合も

胃の全摘手術後は十二指腸液の逆流が増える

食道や胃を切除した後に、食道炎になる人がいます。これを「術後食道炎」と呼びます。胃を切除した後の術後食道炎は、術後1年以内に起きることが多いようです。

「食道がん」の手術の後に術後食道炎が起きるのは、逆流を防止している噴門部も切除されたからです。

「胃がん」の手術で幽門（十二指腸につながる胃の末端部）側を切除した場合には、残った胃と十二指腸をつなぐことが多いため、十二指腸からの逆流が起きやすくなります。逆流物には十二指腸液（胆汁や膵液）も含まれており、手術後に残った胃の大きさによって酸の分泌量も変わるので、ＰＰＩの効果が少ないケースがあります。特に、胃の全摘手術後は、十二指腸液だけの逆流で炎症が起きます。ただし、次第に減少していくことも少なくありません。

薬物治療

術後食道炎の治療には、酸分泌抑制薬だけでなく、消化管運動機能改善薬174ページ、蛋白分解酵素阻害薬177ページ、粘膜保護薬175ページなども使われます。

手術

術後食道炎の治療に、手術がおこなわれることもあります。術後食道炎の手術には、①噴門形成術のような逆流防止手術、②減酸手術、③十二指腸液の分離などがありますが、③の例が多いです。

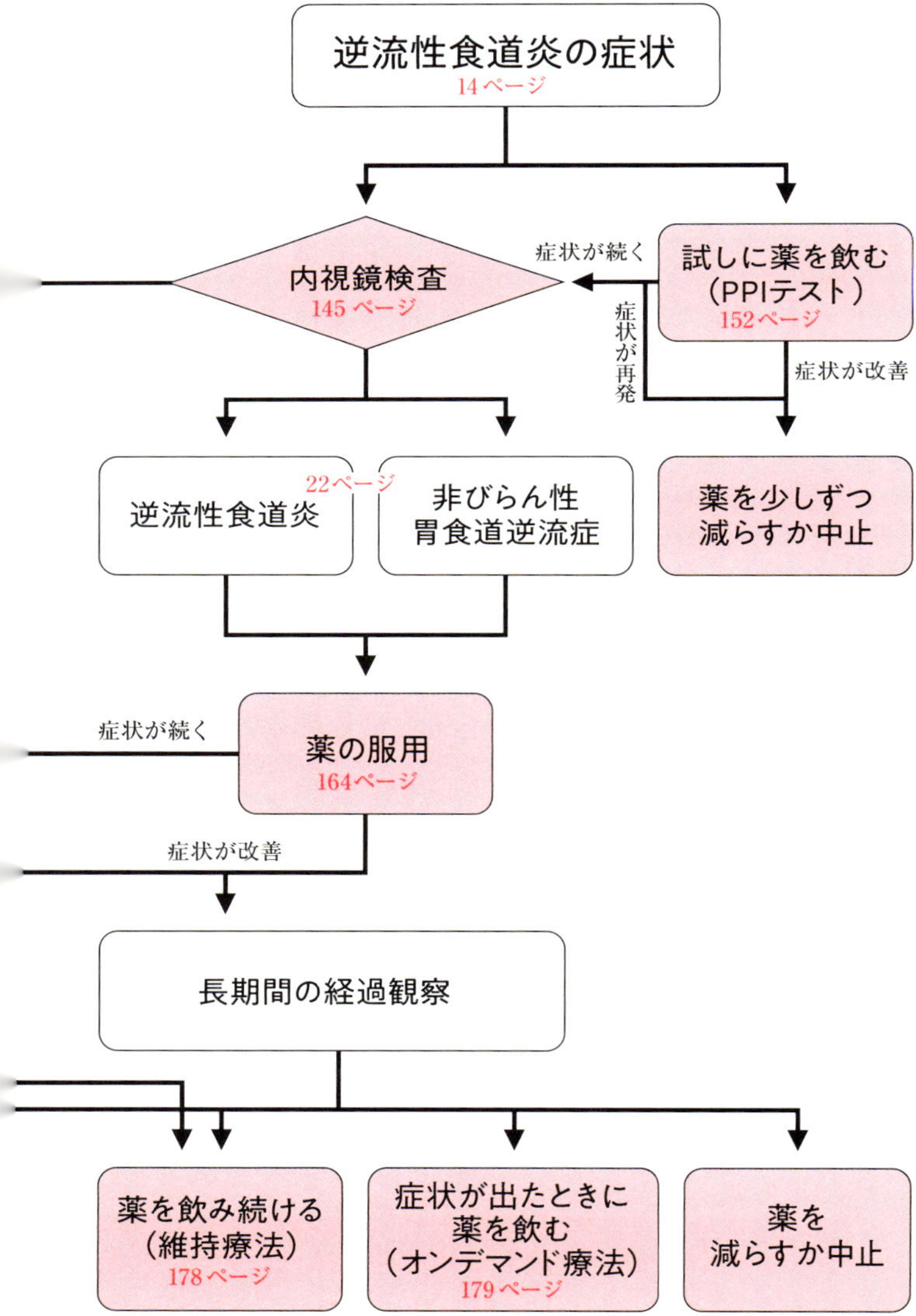
逆流性食道炎の症状
14ページ
内視鏡検査
145ページ
症状が続く
試しに薬を飲む
（PPIテスト）
152ページ
症状が再発
症状が改善
逆流性食道炎
22ページ
非びらん性
胃食道逆流症
薬を少しずつ
減らすか中止
症状が続く
薬の服用
164ページ
症状が改善
長期間の経過観察
薬を飲み続ける
（維持療法）
178ページ
症状が出たときに
薬を飲む
（オンデマンド療法）
179ページ
薬を
減らすか中止

この章をまとめると……

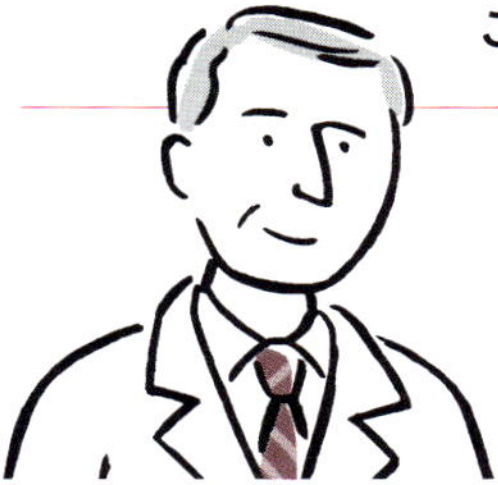

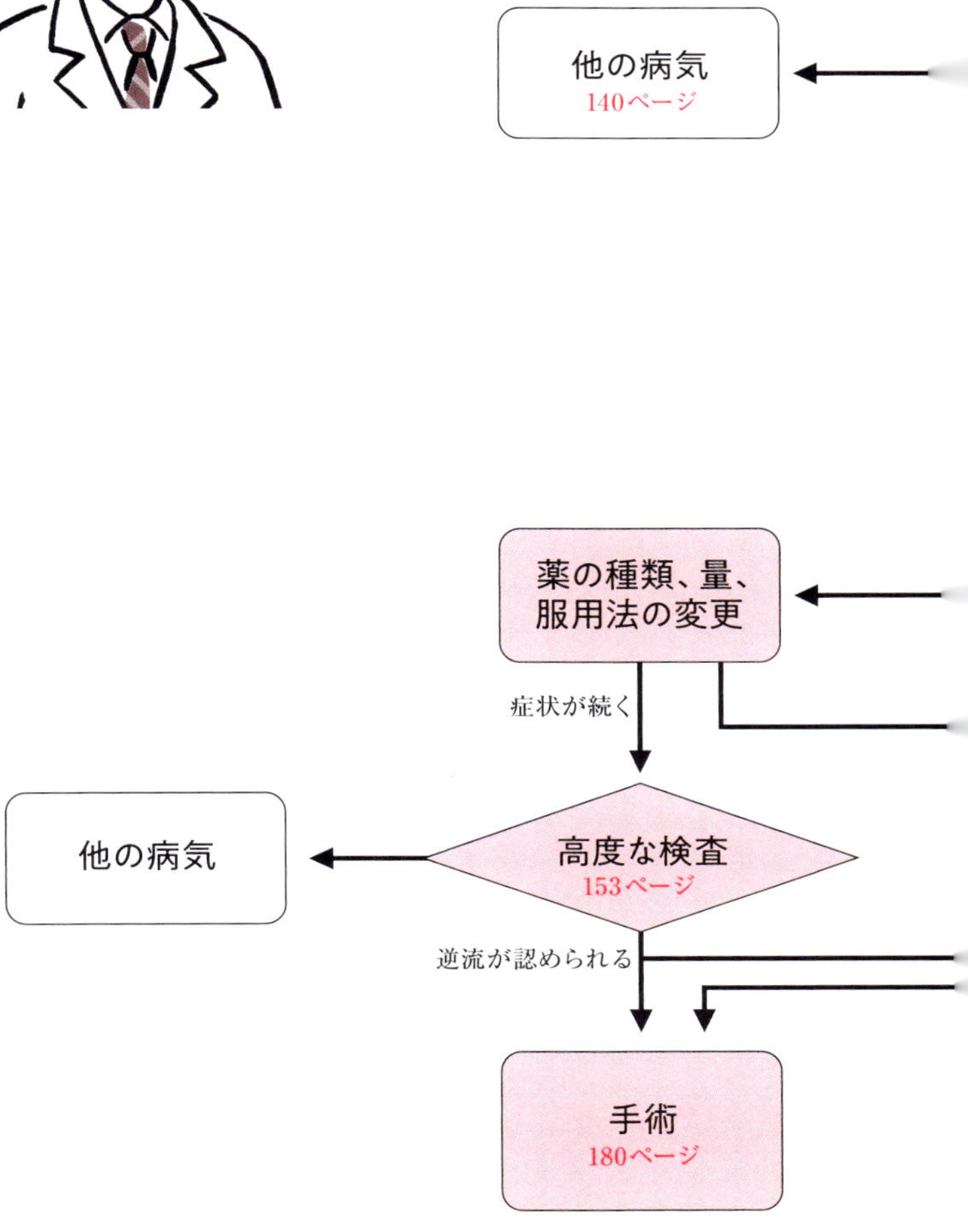
他の病気
140ページ
薬の種類、量、服用法の変更
症状が続く
他の病気
高度な検査
153ページ
逆流が認められる
手術
180ページ

「一病息災」の日々をおくるために

ここまでお読みくださって、ありがとうございました。

胃食道逆流症は、もしかすると一生つきあわなければならない、あるいは一生警戒しながらすごさなければならない病気かもしれません。けれども、だからといって憂鬱になる必要はないと思います。

「一病息災」という言葉があります。持病の一つぐらいある人のほうが、かえって体を大切にして健康でいられる、という意味ですね。

お気づきだと思いますが、本書で紹介した生活改善や体を動かす方法は、いわゆる生活習慣病のすべてに当てはまる対処法です。言い換えれば、胃食道逆流症を悪化させないように日常生活をおくることは、生活習慣病の予防や改善、ひいては大きな病気の予防にもなるということです。「無病息災」に越したことはないかもしれませんが、一つの病を抱えていることで、より健康的な生活をおくることもできるはずです。

また、胃食道逆流症はまだまだ研究途上です。原因にはいろいろな説があり、専門家にもわからないことがたくさんあります。それはすなわち、これから解明されることが多いということです。数年前には優れた新薬が開発され、より安全で確かな手術法も出てきています。そういう分野ですから、よりよい治療がかなり近い将来受けられるようになることも期待できるでしょう。

一病息災という言葉を心に刻み、病に心を蝕まれることなく、前向きに歩んでいってくださることを心から願っています。

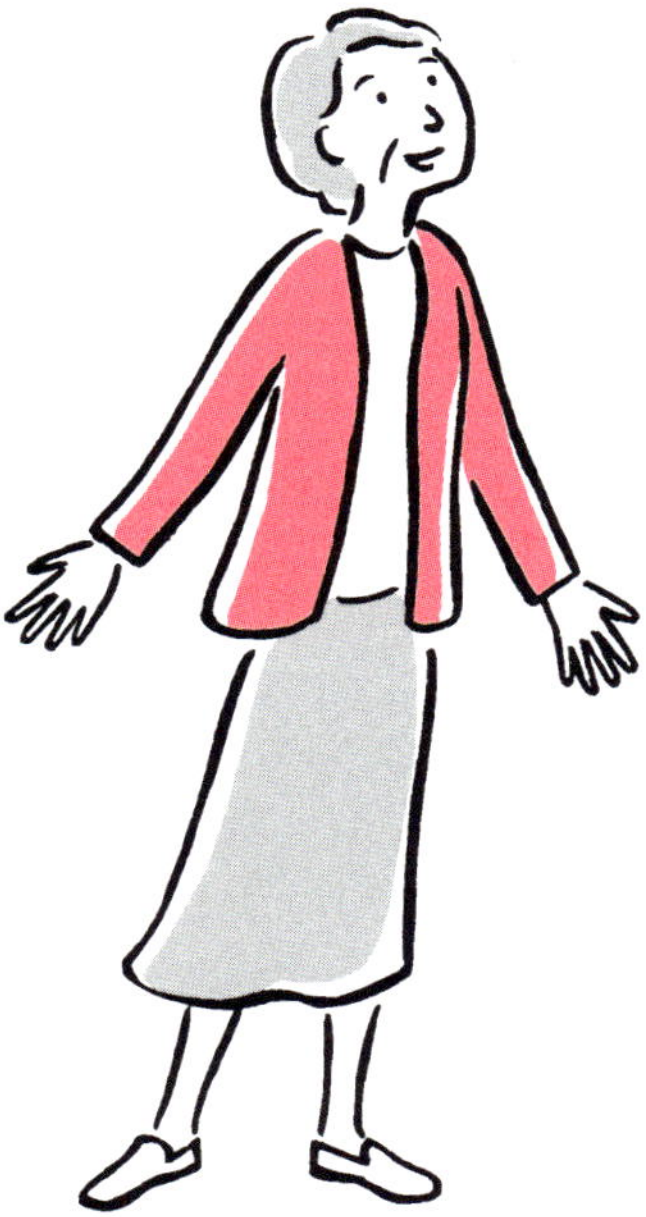

主な参考資料

『胃食道逆流症（GERD）診療ガイドライン 2015』（改訂第２版） 日本消化器病学会（南江堂）

『患者さんと家族のための胃食道逆流症（GERD）ガイドブック』 日本消化器病学会（南江堂）

『消化器疾患診療のすべて（生涯教育シリーズ 83）』（日本医師会）

『機能性食道疾患　－ GERD と機能性食道障害－』 木下芳一編集（最新医学社）

『胸やけ、つかえ感、胸痛　逆流性食道炎』 星原芳雄監修（NHK 出版）

『逆流性食道炎を自力で防ぐ』 大谷義夫監修（扶桑社）

わかさ夢 MOOK『逆流性食道炎　食道裂孔ヘルニア　胃食道逆流症が退く！胸・のどやけ体質克服大全』（わかさ出版）

【インターネットのホームページ】

「一般社団法人　日本消化器内視鏡学会」
「一般社団法人　日本呼吸器学会」
「日経メディカル」
「日本医事新報社」ほか

【監修】

島田 英昭（しまだ ひであき）

東邦大学大学院消化器外科学講座教授·臨床腫瘍学講座教授（併任）
東邦大学大森病院がんセンター長
千葉大学医学部卒業。マサチューセッツ総合病院、ハーバード大学外科研究員を経て、千葉大学講師、千葉県がんセンター主任医長などを歴任し、現職。日本外科学会専門医・指導医、日本消化器外科学会専門医・指導医、日本消化器病学会専門医・指導医、日本がん治療認定医機構がん治療認定医、日本癌治療学会臨床試験登録医、日本食道学会食道外科専門医など。消化器外科学、腫瘍外科学に関する著書多数。

【栄養・食事監修】

蒲池 桂子（かまち けいこ）

女子栄養大学栄養クリニック教授、管理栄養士、栄養学博士、日本病態栄養専門士。栄養クリニック営業管理、生活習慣病栄養相談、企業向け栄養コンサルティングとして活躍。『とんかつ定食をお昼に食べても大丈夫なのはナゼ？』など、著書多数。

【エクササイズなど監修】

荒木 邦子（あらき くにこ）

早稲田大学スポーツ科学学術院非常勤講師、早稲田大学スポーツ科学センター招聘研究員、スポーツ科学博士。専門分野はヘルスプロモーション、運動指導方法論、介護予防プログラム開発。

【取材協力】

佐藤悟郎（さとう ごろう）

高良消化器内科クリニック院長

編集協力　飯田みか
編集協力（カラーページ）　深谷恵美
デザイン・DTP　鈴木大輔・江﨑輝海（ソウルデザイン）
イラスト　田上千晶
写真撮影（p.104 ～ 111）　松永直子
料理協力（p.104 ～ 111）　渡邊真理子
ストック画像　123RF（p.83 ～ 103）
©SCIENCE PHOTO LIBRARY / amanaimages（p.57）
校正　東京出版サービスセンター

逆流性食道炎は自分で防ぐ！

監修者　島田英昭
発行者　池田士文
印刷所　株式会社光邦
製本所　株式会社光邦
発行所　株式会社池田書店
〒162-0851　東京都新宿区弁天町 43 番地
電話 03-3267-6821（代）／振替 00120-9-60072

落丁・乱丁はおとりかえいたします。

ISBN978-4-262-12362-2

25026001